Pratiksha Surana
Maya Mhaske

Suturas: Materiais e técnicas

Pratiksha Surana
Maya Mhaske

Suturas: Materiais e técnicas

ScienciaScripts

Imprint

Any brand names and product names mentioned in this book are subject to trademark, brand or patent protection and are trademarks or registered trademarks of their respective holders. The use of brand names, product names, common names, trade names, product descriptions etc. even without a particular marking in this work is in no way to be construed to mean that such names may be regarded as unrestricted in respect of trademark and brand protection legislation and could thus be used by anyone.

Cover image: www.ingimage.com

This book is a translation from the original published under ISBN 978-620-7-64042-3.

Publisher:
Sciencia Scripts
is a trademark of
Dodo Books Indian Ocean Ltd. and OmniScriptum S.R.L publishing group

120 High Road, East Finchley, London, N2 9ED, United Kingdom
Str. Armeneasca 28/1, office 1, Chisinau MD-2012, Republic of Moldova, Europe
Printed at: see last page
ISBN: 978-620-7-71656-2

SUTURAS: MATERIAIS E TÉCNICAS

Índice

__INTRODUÇÃO__

Edwin Smith, no Papiro Cirúrgico, disse: "Deves juntar-lhe o corte com pontos", o que implica que os bordos da ferida devem ser aproximados através de sutura.

Desde o início da história da cirurgia (5000-3000 a.C.), as suturas têm sido utilizadas como meio de reparação de tecidos danificados, vasos cortados e incisões cirúrgicas. Por definição, uma sutura é um fio que aproxima ou mantém os tecidos até que o processo natural de cicatrização tenha proporcionado um nível suficiente de resistência à ferida ou comprime os vasos sanguíneos para parar a hemorragia.[1]

Com o passar do tempo, foram utilizados diversos materiais de sutura (para citar apenas alguns): linho, cabelo, tiras de linho, cerdas de porco, gramíneas, mandíbulas de formigas alfineteiras, algodão, seda, tripa de um animal, nylons, poliésteres e metais. A utilização mais antiga da tripa remonta ao antigo médico grego Galeno. O século XVIII trouxe a utilização de pele de bode e fio de prata, e o século XIX trouxe a capacidade de alterar quimicamente as propriedades da tripa. No século XX, o algodão e os materiais naturais tratados passaram a ser os materiais mais utilizados para sutura. A invenção do nylon e do poliéster propagou a popularidade do algodão e dos materiais naturais tratados, tais como o polietileno, o polipropileno, o ácido poliglicólico, a poliglactina 910, e um grande número de materiais têxteis entrou no menu de escolhas para suturas.[2]

Os cientistas também conceberam métodos alternativos de encerramento de feridas. Nenhum destes métodos pode substituir as suturas, que têm sido o método escolhido para o encerramento de feridas desde tempos imemoriais e continuarão a sê-lo nos próximos anos.[3]

REVISÃO DOS ANTECEDENTES HISTÓRICOS

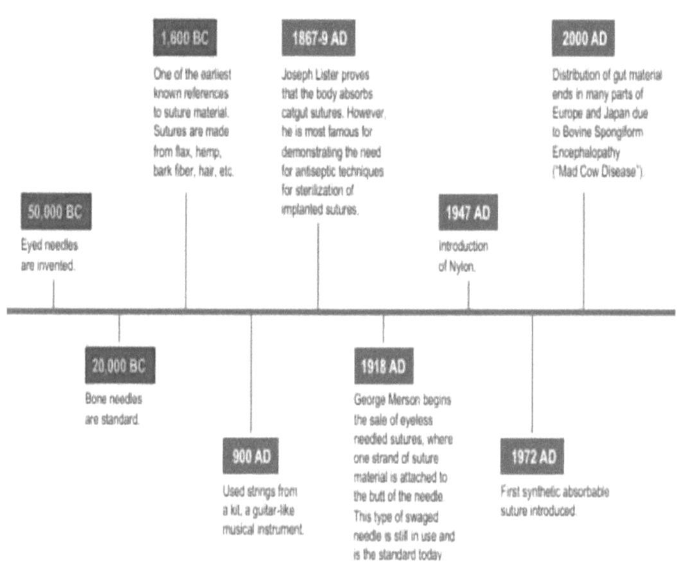

REVISÃO DA LITERATURA

Ivanoff et al 2001([4])Estudaram suturas não reabsorvíveis versus suturas reabsorvíveis na cirurgia de implantes orais: um estudo clínico prospetivo e referiram que é possível utilizar suturas de poliglactina 910 irradiada na cirurgia de implantes orais sem afetar a taxa de insucesso precoce dos implantes. No entanto, recomenda-se a adição de "suturas de segurança" interrompidas se for utilizada uma técnica de sutura contínua em combinação com material de sutura de absorção rápida.

Banche et al 2007[5] estudaram a aderência microbiana em vários materiais de sutura intra-oral em pacientes submetidos a cirurgia dentária e concluíram que a carga microbiana foi significativamente menor quando foi utilizado o monofilamento absorvível Monocryl. Foi encontrada uma maior quantidade de bactérias nas suturas não reabsorvíveis do que nas absorvíveis, e foram isoladas quase duas vezes mais bactérias anaeróbias facultativas no total.

Olivia et al 2010[6] efectuaram um estudo comparativo entre dois materiais de sutura diferentes em implantologia oral e concluíram que a acumulação de placa é mais pronunciada nas suturas de seda, mas não se verificou uma diferença estatística. O manuseamento intra-operatório das suturas de seda foi menos confortável e o conforto do paciente foi pior do que o das suturas de poliéster revestidas com teflon.

Fawad javed et al 2012([7]) estudaram as reacções tecidulares a vários materiais de sutura utilizados em intervenções cirúrgicas orais e concluíram que seis estudos relataram que a seda provoca uma resposta inflamatória tecidular mais intensa e atrasa a cicatrização de feridas em comparação com outros materiais de sutura (incluindo ePTFE, poliglecaprone-25, PGA e nylon). As suturas de poliglactina 910 foram associadas ao desenvolvimento de abcesso de pontos num estudo clínico. Oito estudos relataram que as reacções tecidulares são mínimas com as suturas de nylon. As reacções tecidulares aos materiais de sutura utilizados em intervenções cirúrgicas orais podem variar dependendo das propriedades da superfície e das propriedades de aderência bacteriana do material.

Maksoud et al 2014[8] determinaram o favoritismo dos materiais de sutura entre um grupo de clínicos de uma instituição de ensino e concluíram que as suturas absorvíveis eram preferidas na maioria dos procedimentos periodontais; no entanto, as suturas não absorvíveis eram preferidas em procedimentos que exigiam uma cicatrização mais longa ou uma melhor estabilidade dos bordos do retalho em casos de aumento periodontal e do rebordo.

Ellen Domnick, em 2014[9] , estudou os materiais de sutura e as opções de agulha na cirurgia periodontal e referiu que uma sutura multifilamentar é criada através da torção ou entrançamento de vários fios de materiais; o aumento da área de superfície cria interstícios na sutura que podem prender bactérias e detritos e aumenta o arrastamento dos tecidos.

Gazivoda et al 2015[10] estudaram um estudo clínico sobre a influência do material de sutura na cicatrização de feridas orais e concluíram que o Vicryl rapide contribui mais do que o catgut ou o Dexon para uma cicatrização mais rápida das feridas humanas, com menos incidências de deiscência da ferida e reacções locais mais ligeiras.

Dennis et al 2016[11] estudaram as tendências actuais e emergentes das suturas e concluíram que estas estratégias mais recentes expandem a versatilidade das suturas, que deixam de ser utilizadas apenas como uma entidade física que aproxima os tecidos opostos e passam a ser um componente biologicamente mais ativo que permite a entrega de fármacos e células no local pretendido, com um imenso potencial de aplicação tanto na terapêutica como no diagnóstico.

Selvi et al 2016[12] estudaram os efeitos de diferentes materiais de sutura na cicatrização e concluíram que os resultados do nosso estudo mostraram que não existe apenas um material de sutura ideal para a prática cirúrgica. Os factores relacionados com o doente, o tipo de cirurgia e a qualidade do tecido são importantes na seleção de suturas adequadas.

H Koshak et al 2017[13] estudaram os materiais e as técnicas de sutura dentária e concluíram que o conhecimento da sutura, das agulhas (tipo, tamanho, forma), dos instrumentos e das técnicas é absolutamente necessário para se ser um cirurgião competente. Não existe uma sutura superior às outras em todos os aspectos. As diferenças em termos de reação dos tecidos e de adesão bacteriana entre suturas devem ser sempre consideradas na seleção do material de sutura adequado. Manuseamento delicado e adequado dos tecidos moles durante as várias técnicas de sutura.

Griffin et al 2017 ([14])realizaram um inquérito sobre Técnicas Básicas de Sutura para a Mucosa Oral Os resultados deste inquérito mostram que foram utilizadas maioritariamente suturas simples interrompidas para cada procedimento cirúrgico.

Devendra Singhal et al 2018[15] estudaram a sutura em periodontia e concluíram que a gestão dos tecidos moles é uma prioridade suprema para o cirurgião em qualquer procedimento cirúrgico extra e intra-oral ou invasivo, a fim de obter os melhores resultados funcionais e estéticos. O encerramento e a cicatrização da ferida são afectados pela lesão inicial do tecido, que é basicamente causada pela picada da agulha e consequente passagem da sutura.

Zeki et al 2019[16] estudaram a preferência das especificações das suturas nas cirurgias periodontais e de implantes e concluíram que, nas cirurgias periodontais e de implantes, os dentistas preferiam muito a utilização de suturas não absorvíveis; além disso, a forma e o diâmetro da agulha tinham um papel importante na seleção do material de sutura.

Gowtham et al 2020[17] estudaram os materiais de sutura em cirurgias dentárias: A Review and reported As suturas modernas contêm suturas antimicrobianas, suturas com eluição de fármacos, semeadas com células estaminais e suturas inteligentes. As suturas inteligentes incluem suturas com memória de forma, suturas elásticas e suturas electrónicas. Foram concebidas para resolver complicações de feridas pós-operatórias, incluindo infeção, cicatrizes, dor e inflamação. Estes desenvolvimentos de suturas têm um enorme potencial na engenharia de tecidos, na medicina regenerativa e na cirurgia minimamente invasiva.

Balakrishnan et al 2020[18] estudaram a eficácia dos materiais de sutura não reabsorvíveis no que respeita à cicatrização de lesões intra-orais: A Review Article" e referiram que os materiais não reabsorvíveis têm algumas vantagens bem estabelecidas, nomeadamente a capacidade de fazer o acompanhamento do doente quando este regressa para remover as suturas, permitindo assim inspecionar adequadamente a cicatrização da ferida, devido à sua natureza não reabsorvível, mantêm a resistência à tração durante mais tempo e a sua relação custo-eficácia em relação aos materiais reabsorvíveis.

Lubna et al 2021[19] estudaram a avaliação comparativa do material de sutura de seda e do material de sutura impregnado com betadina na cavidade oral: A betadine-impregnated suture has a promising potential in preventing the colonization of pathogens around the extraction area. O material de sutura impregnado com betadina reduzirá a infeção pós-operatória.

O estudo de **Abdullah Faris et al** *2022*[20] mostrou que quase todos os materiais de sutura (catgut, suturas de ácido poliglicólico [PGA], nylon, politetrafluoroetileno expandido e suturas de seda) causaram aderência bacteriana e reação tecidular. Nas suturas de nylon e de catgut crómico, o número de bactérias acumuladas foi menor. Verificou-se que a seda e o nylon tinham mais impacto do que o catgut e o PGA em termos de características físicas, como a resistência à tração. O PGA, por outro lado, foi considerado o mais suscetível ao desenrolamento do nó. Todas as suturas revelaram graus variados de irritação e acumulação microbiana. No entanto, as suturas sintéticas monofilamentares não reabsorvíveis apresentaram uma menor reação dos tecidos e uma menor acumulação microbiana.

Rose et al 2022[21] fizeram um estudo sobre suturas e agulhas e concluíram que Compreender todos os atributos de cada tipo de sutura é essencial. Para uma escolha correcta, é necessário compreender as diferenças entre os diferentes tipos de filamentos e as diferentes agulhas e em que situações clínicas foram concebidos para serem utilizados. No caso das suturas absorvíveis, se for necessária uma maior resistência, pode optar por uma sutura com um tempo de absorção mais longo.

Abullis et al 2022[22] estudaram o efeito de colutórios comuns nas propriedades mecânicas de materiais de sutura utilizados em cirurgias dentárias: A Laboratory Experiment relatou que Vicryl e PTFE apresentaram alongamento percentual significativo de resistência à tração ao longo do tempo em comparação com Prolene e Mersilk.

Sagana et al 2022[23] estudaram a sensibilização para a utilização do material de sutura Vicryl em procedimentos cirúrgicos orais e referiram que o Vicryl também melhora o processo de cicatrização em seres humanos e reduz a incidência de deiscência, causando também reacções locais ligeiras.

AGULHAS UTILIZADAS PARA SUTURAR

O fecho e a cicatrização da ferida são afectados pela lesão inicial do tecido causada pela penetração da agulha e pela subsequente passagem da sutura. A seleção da agulha, as características da superfície da sutura (por exemplo, o coeficiente de fricção) e os materiais de revestimento da sutura seleccionados para o encerramento da ferida são factores importantes que devem ser considerados pelo cirurgião.

Características da agulha cirúrgica ideal

- Aço inoxidável de alta qualidade

- O diâmetro mais pequeno possível

- Estável na pega do suporte da agulha

- Capaz de implantar material de sutura através do tecido com o mínimo de trauma

- Suficientemente afiada para penetrar nos tecidos com uma resistência mínima

- Estéril e resistente à corrosão para evitar a introdução de microorganismos ou materiais estranhos na ferida[24]

Características e definições do desempenho da agulha

- Força - Resistência à deformação durante passagens repetidas através do tecido (o aumento da força da agulha resulta numa diminuição do trauma do tecido).

  - Momento último - Medida da força máxima determinada pela flexão da agulha a 90°

  - Momento de elasticidade cirúrgica - Quantidade de deformação angular que pode ocorrer antes de ocorrer uma deformação permanente da agulha[25, 35]

- Ductilidade - Resistência (de uma agulha) à rutura sob uma determinada quantidade de deformação/flexão

- Nitidez - Medida da capacidade da agulha para penetrar nos tecidos (os factores que afectam a nitidez incluem o ângulo da ponta e a relação de conicidade, ou seja, a relação entre o comprimento da conicidade e o diâmetro da agulha).

- Momento de fixação - Estabilidade de uma agulha num porta-agulhas, determinada pela medição da interação do corpo da agulha com as maxilas do porta-agulhas

Anatomia de uma agulha

Ponto

Esta parte da agulha estende-se desde a ponta até à secção transversal máxima do corpo.[26]

Corpo

Esta parte da agulha incorpora a maior parte do comprimento da agulha. O corpo da agulha é importante para a interação com o suporte da agulha e para a capacidade de transmitir a força de penetração à ponta. Os factores da agulha que afectam esta interação incluem o diâmetro e o raio da agulha, a geometria do corpo e a liga de aço inoxidável. Estes componentes determinam o momento de flexão da agulha, o momento final, o momento de rendimento cirúrgico e a ductilidade da agulha.

Entalhe

A extremidade de fixação da sutura cria uma unidade única e contínua de sutura e agulha. A ligadura pode ser concebida de modo a permitir uma libertação fácil da agulha e do material de sutura (abertura).

- Enrolamento de canal: É criada uma agulha com um canal no qual a sutura é introduzida, e o canal é engastado sobre a sutura para a fixar no local. O diâmetro do canal é maior do que o diâmetro do corpo da agulha.

- Perfuração com broca: O material é removido da extremidade da agulha (por vezes com um laser), e a agulha é cravada sobre a sutura. O diâmetro da broca é menor do que o diâmetro do corpo da agulha.

- Não é enrolado: Em alternativa, a sutura pode ser passada através de um olho, semelhante ao que se encontra numa agulha de costura. Numa configuração de olho fechado, a forma pode ser redonda, oblonga ou quadrada. Num olho francês (dividido ou de mola), existe uma fenda na extremidade da agulha com sulcos que prendem e mantêm a sutura no lugar.[27]

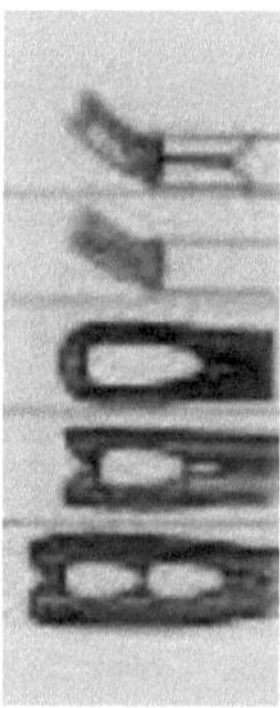

Existem várias desvantagens associadas à utilização de uma agulha não enrolada[27] . A passagem de um fio duplo de sutura pelo tecido leva a um maior trauma tecidular. Numa agulha com espiral, é menos provável que a sutura se solte prematuramente. Além disso, o manuseamento reduzido ajuda a manter a integridade da sutura. As suturas com agulha com abertura não estão sujeitas a desfiamento ou danos devido a cantos afiados no olho das agulhas com abertura.

Tipos de pontos

- Corte: A agulha tem pelo menos 2 arestas de corte opostas (a ponta é normalmente triangular). Este tipo foi concebido para penetrar em tecidos densos, irregulares e relativamente espessos. A ponta corta um caminho através do tecido e é ideal para suturas na pele. A nitidez deve-se às arestas de corte[28] .

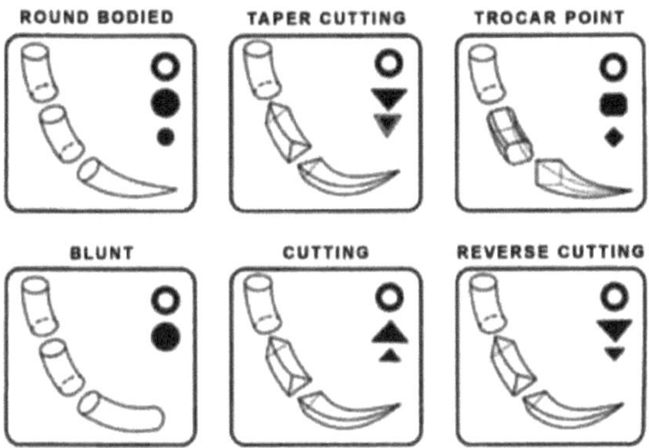

o Corte convencional: Este tipo de agulha tem 3 arestas de corte (secção transversal triangular que muda para um corpo achatado). O terceiro gume de corte situa-se na curvatura côncava interior (surface-seeking).

o Corte invertido: A terceira aresta de corte encontra-se na curvatura convexa exterior da agulha (procura de profundidade). Estas agulhas são mais fortes do que as agulhas de corte convencionais e têm um risco reduzido de cortar o tecido. As agulhas são concebidas para tecidos difíceis de penetrar (por exemplo, pele, bainhas de tendões, mucosa oral). As agulhas de corte inverso também são benéficas na cirurgia estética, causando um trauma mínimo.

- o Corte lateral (espátula): Estas agulhas são planas nas superfícies superior e inferior para reduzir a lesão dos tecidos. As agulhas permitem a máxima facilidade de penetração e controlo à medida que atravessam as camadas de tecido. As agulhas de corte lateral foram inicialmente concebidas para procedimentos oftálmicos.

- Agulha de ponta cónica (agulha redonda): Este tipo de agulha penetra e atravessa os tecidos, esticando-os sem os cortar. Uma ponta afiada na extremidade achata-se para uma forma oval/retangular. A agudeza é determinada pelo rácio de conicidade (8-12:1) e pelo ângulo da ponta (20-35°). A agulha é mais afiada se tiver uma relação de conicidade mais elevada e um ângulo de ponta mais baixo. A agulha de ponta afilada é utilizada para tecidos de fácil penetração (por exemplo, camadas subcutâneas, dura-máter, peritoneu, vísceras abdominais) e minimiza a potencial rotura da fáscia[29] .

- Ponta romba: Este tipo de agulha disseca o tecido friável em vez de o cortar. A ponta é arredondada e romba, ideal para suturar o fígado e os rins. Adicionalmente,

  agulhas sem corte estão a ser desenvolvidas para utilizações mais convencionais, num esforço para

  reduzir os ferimentos com seringas.

Tipos de corpo

- Reto: Este tipo de corpo é utilizado para suturar tecidos facilmente acessíveis que podem ser manipulados diretamente com a mão. A agulha de corpo reto é também útil em microcirurgia para reparação de nervos e vasos. Exemplos de agulhas de corpo reto incluem a agulha Keith, que é uma agulha de corte reto utilizada para o fecho da pele de feridas abdominais, e a agulha Bunnell, que é utilizada para a reparação de tendões/tratos GI.

- Esqui meio curvo: Este tipo de agulha é raramente utilizado no encerramento de pele porque é difícil de manusear. A parte reta do corpo não acompanha a ponta curva, resultando numa ponta curva alargada, o que torna a agulha difícil de manusear.

- Curva: A agulha tem um percurso previsível através do tecido e requer menos espaço de manobra do que uma agulha reta. O trajeto semicircular é o percurso ideal para as suturas através do tecido e proporciona uma distribuição uniforme da tensão. A curvatura do corpo é normalmente um círculo de um quarto de polegada, três oitavos de polegada, meia polegada ou cinco oitavos de polegada. O círculo de três oitavos de polegada é utilizado mais frequentemente para o encerramento da pele. O círculo de meia polegada foi concebido para espaços confinados, sendo necessária uma maior manipulação por parte do cirurgião (ou seja, é necessário um maior movimento do pulso).

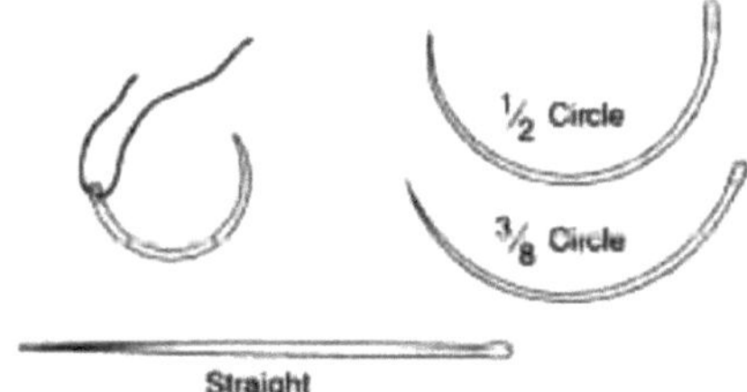

- Curva composta: Esta curvatura de agulha foi originalmente concebida para cirurgia oftálmica do segmento anterior. O corpo tem uma curvatura apertada de 80° na ponta, que se transforma numa curvatura de 45° no resto do corpo. Uma agulha microvascular com curvatura composta também pode facilitar a aproximação do vaso na cirurgia microvascular[26]

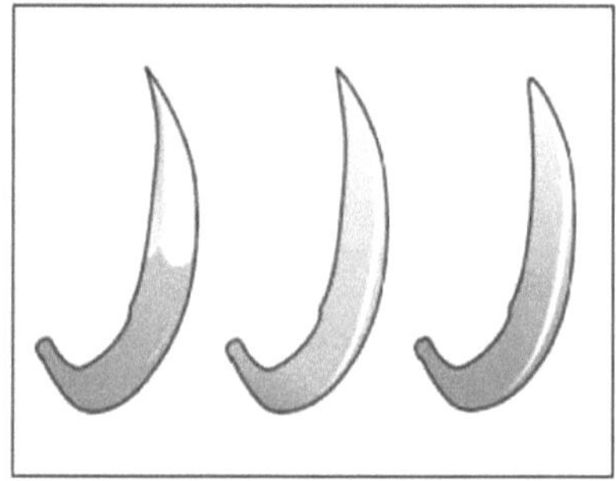

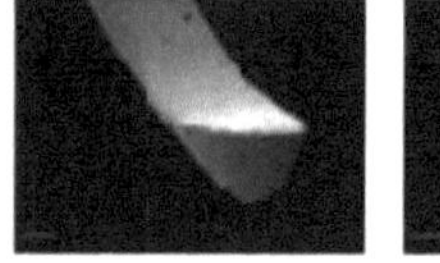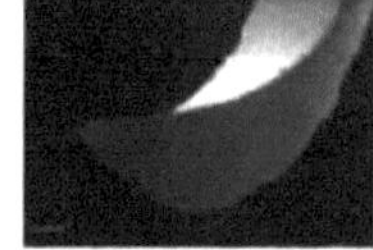

DIFERENTES TIPOS DE AGULHAS

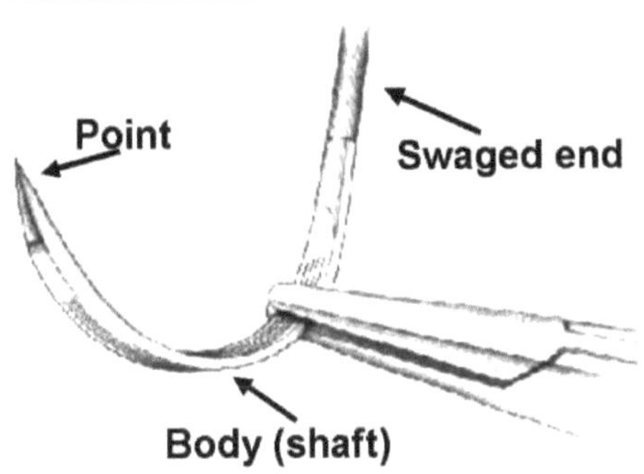

PARTES DA AGULHA E POSIÇÃO PARA SEGURAR A AGULHA

Método de utilização de uma agulha

Agulhas de mão - Rotina para sutura de pele, por vezes para sutura da parede abdominal.

Agulhas para segurar instrumentos - Necessárias para um acesso mais profundo e um controlo fino

Colocação da agulha no tecido

A Ethicon (1985) apresenta os seguintes princípios para a colocação da agulha no tecido:

1. A força deve ser sempre aplicada na direção que segue a curvatura da agulha.

2. A sutura deve ser sempre efectuada de um tecido móvel para um tecido não móvel.

3. Deve evitar picadas excessivas de tecido com agulhas pequenas, pois será difícil recuperá-las.

4. Só devem ser utilizadas agulhas afiadas com um mínimo de força. As agulhas sem brilho devem ser substituídas.

5. A agulha deve ser agarrada no corpo a um quarto ou metade do comprimento a partir da zona de compressão. Não deve agarrar a zona de compressão, pois isso pode dobrar ou partir a agulha. A zona da ponta não deve ser agarrada, pois pode provocar danos ou entalhes.

6. A agulha nunca deve ser forçada a atravessar o tecido.

7. Deve evitar retirar a agulha do tecido pela ponta. Isto danificará ou embotará a agulha. O corpo deve ser agarrado o mais para trás possível.

8. As suturas devem ser colocadas em tecido queratinizado sempre que possível.

9. É necessária uma mordedura adequada do tecido para evitar que o retalho se rasgue.[27]

Agulha - Interação do suporte da agulha

A estabilidade da agulha dentro do suporte da agulha afecta o controlo e o desempenho da agulha. As mandíbulas do suporte da agulha devem ser adequadas ao tamanho da agulha para a segurar com segurança e evitar que balance, vire e torça. Uma secção transversal ovoide do corpo da agulha maximiza frequentemente o contacto da superfície com as garras do suporte da agulha e o momento de flexão da agulha.

O cabo do porta-agulhas deve ser adequado à profundidade necessária para a colocação da sutura. A diferença entre o comprimento do cabo e a mandíbula cria uma vantagem mecânica para exercer força através da ponta da agulha.

O momento de fixação do porta-agulha é a força aplicada a uma agulha de sutura por um porta-agulha. As mandíbulas do suporte da agulha entram em contacto com uma agulha curva em 1 ponto na curvatura exterior e 2 pontos ao longo da curvatura interior. A força contra a agulha cria um braço de momento, que actua para aplanar a curvatura da agulha. Tecnicamente, o momento de fixação do porta-agulha deve ser inferior ao rendimento cirúrgico da agulha, caso contrário, a agulha dobra-se e acaba por se partir. Uma agulha dobrada percorre um caminho relativamente traumático através dos tecidos moles e pode causar mais lesões nos tecidos moles. A lesão repetitiva pelo suporte da agulha também pode causar a quebra da agulha. Se a parte quebrada da agulha não for identificada e recuperada imediatamente, a cirurgia pode ser atrasada nos esforços para a encontrar. Poderá haver necessidade de recorrer a radiologia intra-operatória e outras dificuldades potenciais.

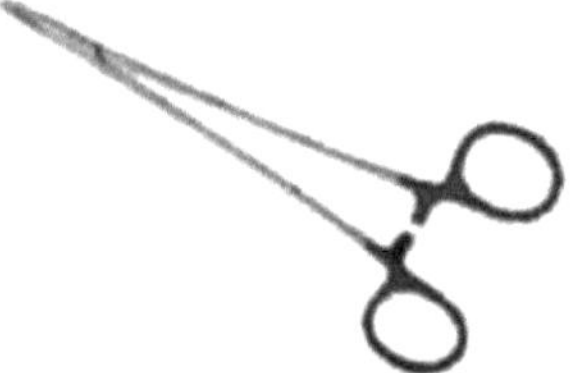

A Ethicon (1985) dá as seguintes indicações para selecionar um suporte de agulha:

1. Utilize um tamanho aproximado para a agulha em causa. Quanto mais pequena for a agulha, mais pequeno será o suporte da agulha necessário.

2. As agulhas devem ser agarradas a um quarto ou metade da distância entre a zona de compressão e a ponta.

3. As pontas das maxilas do porta-agulhas devem encontrar-se antes das restantes partes das maxilas.

4. A agulha deve ser colocada firmemente nas pontas das maxilas e não deve balançar, torcer ou rodar.

5. O porta-agulhas não deve ser demasiado fechado. Deve fechar apenas a primeira ou a segunda raquete. Assim, evita danificar ou entalhar a agulha.

6. O suporte da agulha deve ser passado de forma a ser direcionado pelo polegar do cirurgião.

7. Não deve exercer pressão digital sobre o tecido, pois pode perfurar as luvas.[27,]

Critérios de seleção

Não existe um sistema de dimensionamento ou nomenclatura padronizada para agulhas ou suportes de agulhas. A principal consideração na seleção da agulha é minimizar o trauma. Uma agulha cónica é suficiente para os tecidos que são fáceis de penetrar. As agulhas de corte são normalmente reservadas para tecidos duros. O comprimento, o diâmetro e a curvatura da agulha influenciam a capacidade do cirurgião de colocar uma sutura. O diâmetro do corpo da agulha deve corresponder idealmente ao tamanho da sutura.

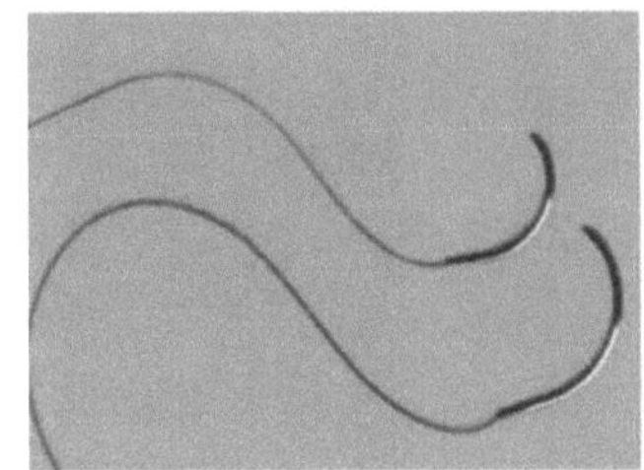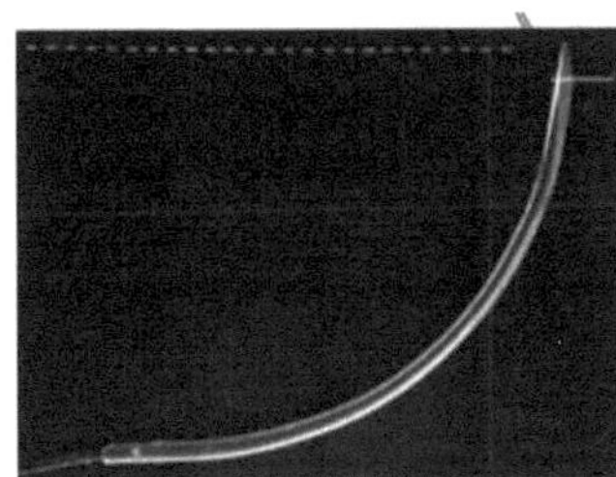

AGULHAS DE SUTURA ATRAUMÁTICA (agulha 3/8th com rosca de tamanho 6-0, 7-0 utilizada em cirurgia periodontal)

LISTA DE TAMANHOS DE ROSCAS COMUNS, CONFORME INDICADO NA LISTA UNIDA

FARMACOPEIA AMERICANA (USP) E FARMACOPEIA EUROPEIA (EP)

USP Size code	EP size code(mm)	Diameter range(mm)
12/0	0.01	0.001–0.009
11/0	0.1	0.010–0.019
10/0	0.2	0.020–0.029
9/0	0.3	0.030–0.039
8/0	0.4	0.040–0.049
7/0	0.5	0.050–0.069
6/0	0.7	0.070–0.099
5/0	1.0	0.100–0.149
4/0	1.5	0.150–0.199
3/0	2.0	0.200–0.249
2/0	2.5	0.250–0.299
1/0	3.0	0.300–0.349
0	3.5	0.350–0.399
1	4.0	0.400–0.499
2	5.0	0.500–0.599
3	6.0	0.600–0.699
5	7.0	0.700–0.799
6	8.0	0.800–0.899
7	9.0	0.900–0.999

MATERIAIS DE SUTURA

Fabrico

Matérias-primas

As suturas naturais são feitas de catgut ou colagénio reconstituído, ou de algodão, seda ou linho. Muitos países já não aceitam a utilização de suturas de catgut ou de colagénio reconstituído devido a problemas com produtos de proteína animal. As suturas sintéticas absorvíveis podem ser feitas de ácido poliglicólico, um copolímero de glicolida-láctido; ou de polidioxanona, um copolímero de glicolida e carbonato de trimetileno 4[1,42] . Estes diferentes polímeros são comercializados sob nomes comerciais específicos. As suturas sintéticas não absorvíveis podem ser feitas de polipropileno, poliéster, tereftalato de polietileno, tereftalato de polibutileno, poliamida, diferentes nylons patenteados ou Goretex. Algumas suturas são também feitas de aço inoxidável.

As suturas são frequentemente revestidas, especialmente as suturas entrançadas ou torcidas. Podem também ser tingidas para facilitar a sua visualização durante a cirurgia. Apenas podem ser utilizados corantes e revestimentos aprovados pela FDA. Alguns corantes permitidos são: extrato de logwood, óxido de crómio-cobalto-alumínio, citrato férrico de amónio pirogalol, D&C Blue No. 9, D&C Blue No. 6, D&C GreenNo. 5 e D&C Green No. 6. Os revestimentos utilizados dependem do facto de a sutura ser absorvível ou não absorvível. Os revestimentos absorvíveis incluem Poloxamer 188 e estearato de cálcio com um copolímero de glicolida-lactido. As suturas não absorvíveis podem ser revestidas com cera, silicone, fluorocarbono ou adipato de politetraetileno.

As agulhas de sutura são feitas de aço inoxidável ou de aço-carbono. As agulhas podem ser niqueladas ou galvanizadas. O material de embalagem inclui uma folha resistente à água, como o Next, os trabalhadores passam a sutura por um forno de recozimento. O forno de recozimento submete a sutura a calor e tensão elevados, o que, na realidade, ordena a estrutura cristalina da fibra de polímero numa cadeia longa. Este passo pode demorar alguns minutos ou várias horas,

Qualidades do material de sutura ideal

As qualidades de um material de sutura ideal são apresentadas por Postlethwait (1971), Varma etal (1974) e Ethicon (1985):

1. Flexibilidade, para facilitar o manuseamento

2. Segurança dos nós

3. Esterilizável

4. Elasticidade adequada

5. Não reatividade

6. Resistência à tração adequada para a cicatrização de feridas

7. Biodegradabilidade química em oposição à decomposição de corpos estranhos

Com a possível exceção do Vicryl revestido, nenhuma das suturas disponíveis atualmente cumpre estes critérios. [27.]

Propriedades dos materiais de sutura

Para qualquer material de sutura, é necessário ter em conta as seguintes características:

- Natureza física

- Força

- Comportamento à tração

- Capacidade de absorção

- Comportamento biológico

Natureza física

O material de sutura pode ser monofilamento ou multifilamento. Uma sutura monofilamentar, como o polipropileno, é lisa e desliza bem nos tecidos, mas requer técnicas de atadura muito cuidadosas. Além disso, pode ser facilmente danificada ao ser agarrada com o suporte da agulha ou com a pinça. Estes danos podem predispor à fratura da sutura.

As suturas multifilamentares, ou materiais entrançados, são mais ásperas para os tecidos e têm uma área de superfície vários milhares de vezes superior à das suturas monofilamentares, o que resulta numa ação capilar e na possibilidade de os interstícios do material entrançado serem colonizados por bactérias. No entanto, estas suturas são fáceis de manusear e têm boas qualidades de atadura.

Força

A resistência de uma sutura depende da sua espessura, do material de que é feita e do seu comportamento nos tecidos. Os fabricantes classificam a espessura da sutura de acordo com os diâmetros em décimos de milímetro. No entanto, o valor atribuído a cada sutura depende também da natureza do material. Também é importante reconhecer que a perda de resistência à tração e a absorção de massa são dois acontecimentos distintos, na medida em que uma sutura pode suportar a ferida apenas durante alguns dias, mas pode permanecer como um corpo estranho durante um período muito mais longo.

A sutura ideal, que desapareceria completamente assim que o seu trabalho fosse efectuado, ainda não existe. Mesmo para as suturas não absorvíveis, a resistência nem sempre é constante. Embora estes materiais não sejam absorvidos, os de origem biológica (por exemplo, a seda) perdem força sem que inicialmente se verifique qualquer alteração na massa da sutura, chegando mesmo a fragmentar-se ao longo do tempo. No entanto, outros materiais não absorvíveis, especialmente os de origem sintética, nunca perdem a resistência à tração e não alteram a massa nos tecidos. Estes materiais são particularmente úteis nos casos em que é necessário um carácter permanente (por exemplo, anastomose vascular).

Comportamento à tração

Alguns materiais de sutura têm características mais plásticas, enquanto outros podem ser mais elásticos. A deformabilidade e a flexibilidade são importantes para facilitar o manuseamento. Muitos dos materiais sintéticos demonstram "memória", ou seja, continuam a enrolar-se no padrão em que foram embalados. Um puxão forte mas suave no material ajuda a diminuir esta memória. Mais memória resulta numa menor segurança do nó. Assim, o nó também desempenha um papel na resistência à tração das suturas e é importante notar que a maioria das suturas perde 50% da sua resistência no nó. [30]

Capacidade de absorção

Os materiais de sutura tendem a ser absorvíveis ou não absorvíveis. As suturas absorvíveis proporcionam um suporte temporário da ferida durante um período de tempo, mas este período depende da natureza do material.

As suturas não absorvíveis feitas pelo homem tendem a manter a sua resistência indefinidamente, mas os materiais proteicos naturais, como a seda, embora oficialmente classificados como não absorvíveis, perdem a maior parte da sua resistência à tração em cerca de 1 ano, fragmentam-se e, normalmente, não podem ser encontrados após 2 a 3 anos.

Comportamento biológico

O comportamento biológico de uma sutura nos tecidos depende da origem das matérias-primas. Os materiais sintéticos ou fabricados pelo homem são mais previsíveis, provocam uma reação tecidular mínima e tendem a ser inertes. As suturas biológicas ou naturais tendem a produzir uma reação tecidular muito maior, podendo causar irritação local e mesmo rejeição. O manuseamento dos materiais de sutura pelo corpo também varia, com a absorção a ocorrer por proteólise (atividade enzimática) para substâncias como o catgut, e por hidrólise para materiais como a glicolida e a lactide. Esta atividade torna-se ainda mais imprevisível na presença de infeção.[28]

Calibre do material de sutura

O calibre do fio de sutura escolhido para uma determinada tarefa depende em grande medida da experiência prática. Esta tem em conta os seguintes factores[31] :

1. Resistência da reparação necessária

2. Número de suturas a colocar - quanto maior for o número, mais fina pode ser a espessura. Os vários materiais têm diferentes resistências; o catgut é o mais fraco

3. Requisitos cosméticos - múltiplas suturas finas dão um melhor resultado cosmético do que menos suturas mais pesadas.

De acordo com o método tradicional de descrição do calibre da sutura (Farmacopeia dos EUA), a sutura mais fina era designada por calibre 1, aplicando-se o calibre 2 e seguintes às suturas mais pesadas. medida que foram sendo utilizadas suturas cada vez mais finas, a escala teve de ser progressivamente recuada a partir de 1, ou seja, os calibres 0, 00 (ou seja, 2/0), 000 (3/0) e assim por diante. Atualmente, o fio de sutura mais fino é o 10/0, que é utilizado em intervenções cirúrgicas extremamente delicadas, como no olho. Está a ser utilizado um calibre métrico mais racional, baseado no diâmetro do fio, mas o calibre tradicional continua a ser mais utilizado.

Classificação dos materiais de sutura

As suturas podem ser classificadas em dois grandes grupos - absorvíveis e não absorvíveis.

Ambos podem ainda ser classificados como naturais e sintéticos e como monofilamento e multifilamento.[24]

Suture materials	Absorbable	Nonabsorbable
Monofilament	1. Surgical gut – Plain and chromic 2. Collagen – Plain and chromic 3. Monocryl 4. PDS II 5. Polyglactin 910	1. Polyamide 2. Polypropylene 3. Stainless steel 4. Polyester
Multifilament	1. Polyglycolic acid 2. Polyglactin 910 3. Polyglactin 910 Rapide	1. Surgical silk 2. Surgical linen 3. Cotton 4. Polyamide braided 5. Polyester braided 6. Polyester braided coated 7. Stainless steel

É de cortesia: Livro de texto de cirurgia. Ahmad A. Hai, Rabindra B. Shrivatsava

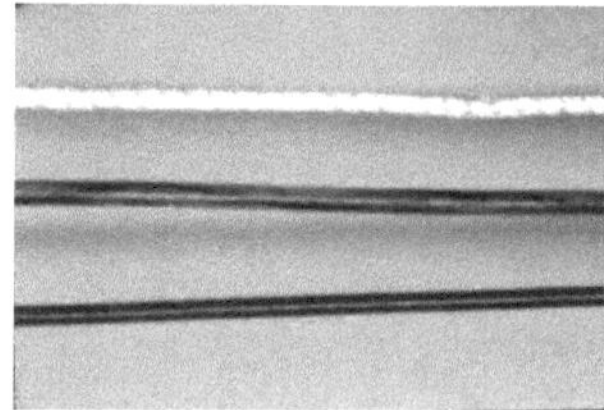

Suturas naturais absorvíveis

Tripa cirúrgica - A tripa é o mais antigo material de sutura absorvível conhecido. A origem da palavra catgut é o árabe "kitstring" ou "kitgut", que significa a corda do violino de um mestre de dança, que também era feita de intestino animal. A tripa cirúrgica é derivada de intestinos de animais e tem mais de 90% de colagénio puro 32. É fabricada a partir da submucosa do intestino de ovelhas ou da serosa do intestino de bovinos de carne.

Embora classificada como um monofilamento, a sutura de intestino simples vista microscopicamente é composta por várias estacas que foram ligeiramente torcidas e depois esmeriladas e polidas à máquina para produzir uma superfície lisa com um aspeto monofilamentoso. O esmerilamento e o polimento proporcionam uniformidade de diâmetro, mas também produzem pontos fracos e rasgamento das fibrilas, que resultam em desgaste e quebra durante a utilização (Rhoads, Hottenstein e Hudson, 1937).

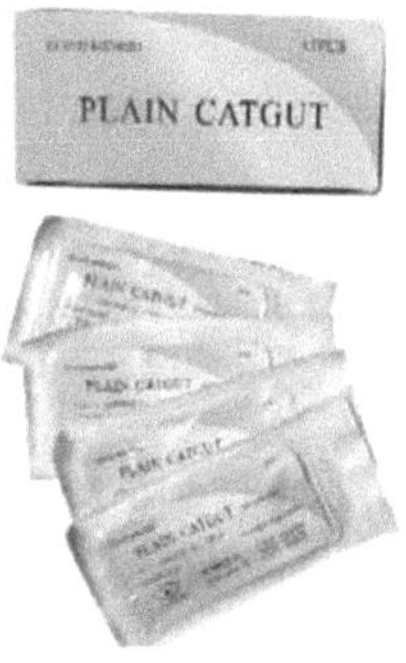

Devido ao seu modo de fabrico e às diferenças na fonte biológica básica, o intestino é o material de sutura mais variável em termos de resistência à tração e capacidade de absorção (Gaskin e Childers, 1963; Rhoads, Hottenstein e Hudson, 1937). Como demonstrado por Hermann (1971), o intestino tem a menor resistência à tração de qualquer um dos materiais de sutura habitualmente utilizados. Uma vez que é um material orgânico e altamente suscetível à degradação enzimática, é embalado em álcool isopropílico como conservante, que também serve para o condicionar ou amaciar. A sutura absorve o álcool, fazendo-a inchar e aumentar de diâmetro. O álcool é combustível e é também irritante para os tecidos, pelo que deve ser removido através de uma rápida lavagem com soro fisiológico antes da utilização (Van Winkle, 1974). No entanto, a sutura não deve ser embebida, uma vez que Perey e Watier (1975)[33] .demonstraram que o intestino perde de 20% a 30% da sua resistência à tração quando embebido em solução salina durante 2 horas. Esta rápida perda de resistência à tração é também observada in vivo, como demonstrado por Mead e Ochsner (1940), Postlethwait e colaboradores (1959), e Katz e Turner (1970). Após 2 semanas de implantação, apenas 20% da resistência à tração original está presente.

A sutura intestinal é absorvida por degradação proteolítica e fagocitose. Este processo é acompanhado por uma inflamação e uma reação tecidular consideráveis, como demonstrado por Postlethwait e colaboradores (1959, 1975).

A tripa simples é um pouco mais difícil de utilizar do que outros materiais de sutura, uma vez que é rígida e tem características inseguras de fixação do nó quando molhada (Hermann, 1971).

A tripa crómica é uma tripa simples que foi curtida com uma solução de sais de crómio antes de ser fiada, moída e polida. Os sais de crómio actuam como um agente de ligação cruzada e aumentam a resistência à tração do material e a sua resistência à absorção pelo organismo (Edlich et al, 1973). A tripa crómica tem essencialmente as mesmas propriedades físicas e biológicas que a tripa simples, com exceção da sua resistência ligeiramente superior, da sua taxa de absorção prolongada e da menor estimulação da reação dos tecidos.[34]

A taxa de absorção depende do tamanho e do facto de a tripa ser lisa ou crómica; normalmente, a absorção completa-se em 60 a 120 dias. A perda de resistência à tração é, no entanto, mais rápida do que a absorção. Verifica-se que o intestino cirúrgico simples perde a sua resistência à tração em 15 dias, enquanto o intestino crómico o faz em 30 dias. A tripa cirúrgica é fornecida estéril num líquido que mantém a tripa hidratada e flexível. A esterilização é efectuada por irradiação gama com barras de 2,5 mega.

A reação alérgica à tripa cirúrgica é muito rara. O fio de sutura cirúrgico é fácil de manusear e dá bons nós. Na forma crómica, a sutura pode ser utilizada com segurança em casos potencialmente infectados, uma vez que o material será absorvido em vez de formar um seio, e será extrudido. No entanto, a infeção pode resultar numa absorção mais rápida, pelo que pode ser utilizado um fio absorvível sintético.

A tripa simples é utilizada para atar hemorragias no tecido subcutâneo e para a sua aproximação[40] . A tripa crómica pode ser utilizada quando é indicada uma sutura absorvível.

Desde o advento das suturas absorvíveis sintéticas, estas estão a substituir a tripa cirúrgica simples e crómica. A tripa simples e a tripa crómica estão disponíveis como sutura de agulha sem olhos nos tamanhos 5-0, 2 e como suturas padrão nos tamanhos 5-0 a 4. [35]

Suturas de colagénio - As suturas de colagénio reconstituído são obtidas através da trituração do colagénio nativo dos tendões flexores profundos dos bovinos, que é depois acidificado para formar um gel e extrudido para um banho de desidratação neutralizante. Embora este material tenha sido apresentado como tendo características físicas mais uniformes do que o intestino, Truhlsen e Fitzpatrick (1964) demonstraram que sofre uma absorção prematura. As suturas de colagénio reconstituído não são muito utilizadas[30,41,46] .

Membrana de Cargile - É uma fina lâmina de tecido obtida a partir da camada submucosa do ceco do boi. Antigamente, era utilizada para cobrir superfícies das quais se retirava o peritoneu e a pleura. Atualmente, é pouco utilizada e foi substituída por uma rede sintética absorvível.[24]

Fáscia lata - É obtida a partir dos músculos da coxa de bovinos de carne, tendo sido anteriormente utilizada na reparação de hérnias. A fáscia lata também pode ser obtida a partir da coxa do doente. Atualmente, é utilizada com menos frequência e é substituída por suturas sintéticas não absorvíveis , , [245152]

Tendão de canguru - Obtido a partir dos tendões da cauda de pequenos cangurus. Teve alguma utilidade no passado devido à sua elevada resistência à tração. [24,52]

Suturas sintéticas absorvíveis

São fabricados em laboratório a partir de hidratos de carbono. Isto elimina a reação alérgica e a absorção precoce em situações de hiperproteinémia.

Podem ser de cor natural ou talvez de cor violeta. São duas vezes mais fortes do que as suturas absorvíveis naturais e perdem a sua resistência à tração lentamente. Isto permite a utilização de materiais de sutura de tamanho mais fino em comparação com as suturas cirúrgicas. São mais fiáveis em termos de absorção. Perdem a sua massa lentamente e são totalmente absorvidos em alturas variáveis. Não deixam qualquer corpo estranho. São absorvidos por um processo simples de hidrólise e provocam o mínimo de reação tecidular. Têm excelentes características de manuseamento, mas requerem uma técnica especial de atar, uma vez atados, os nós ficam seguros.

As suturas sintéticas absorvíveis são esterilizadas por óxido de etileno e as sobras podem ser reesterilizadas. O seu prazo de validade é de 5 anos e devem ser armazenadas longe do calor. Podem ser seleccionadas para diferentes camadas de tecido em vários procedimentos cirúrgicos para cicatrização de feridas a curto, médio ou longo prazo. Estão disponíveis em toda a gama, em tamanhos de 10-0 a 1, e são acopladas a diferentes tipos de agulhas. Todas estas suturas absorvíveis sintéticas são superiores às suturas absorvíveis naturais e são mais fiáveis no seu desempenho. No seu conjunto, satisfazem os requisitos da maioria dos procedimentos cirúrgicos [24].

Sutura absorvível entrançada de poliglactina 910 revestida - O ácido poliglicólico é formado pelo monómero, o ácido glicólico, e pela sua ligação para formar um polímero de ácido poliglicólico. Os glicósidos são elementos naturais do corpo e, tal como o prefixo "gly" indica, pertencem à mesma família dos açúcares. O polímero criado a partir do ácido glicólico tem uma estrutura cristalina regular e é chamado de homopolímero, porque apenas um tipo de monómero está envolvido. A poliglactina, por outro lado, é um copolímero de lactina e glicolida.

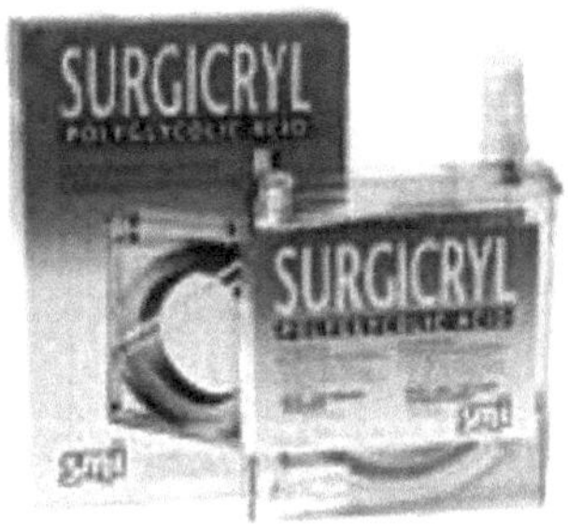

Resistência à tração e perfil de absorção - O revestimento é constituído por poliglactina (50%) e estearato de cálcio (50%). O estearato de cálcio é um lubrificante orgânico absorvível. Este lubrificante altamente eficaz, quando combinado com o revestimento de poliglactina, proporciona um revestimento fino, que reduz drasticamente a fricção da superfície da trança. A poliglactina 910 revestida pode ser utilizada em operações no corpo humano quando é necessária uma sutura ou ligadura absorvível. É ideal como ligadura e é recomendada para uma aproximação de tecidos em tamanhos que dependem do tecido. Estas suturas, sendo absorvíveis, não devem ser utilizadas quando é necessária uma aproximação prolongada de tecidos sob tensão [124]

Polyglactin 910 Rapide (sutura revestida, entrançada, sintética, absorvível) - As características de absorção rápida são conseguidas através da exposição a irradiação gama, resultando num material com baixo peso molecular. Deve ser aplicada menos força ao atar os nós, em comparação com a Poliglactina 910 revestida.[24]

Polyglecaprone 25, sutura sintética absorvível monofilamento - Polyglecaprone 25 é uma sutura absorvível monofilamento. É composta por um copolímero de 75% glicolida e 25% caprolactona e está disponível sem tingimento e com tingimento violeta.

O manuseamento da sutura de Polyglecaprone 25 é excecional para um material monofilamentar. A Polyglecaprone 25 como monofilamento tem uma superfície lisa, o que facilita a passagem da sutura através do tecido. [24]

Quando se avaliou a resposta dos tecidos à Poliglecaprone 25, à Poliglactina 910 e ao Politetrafluoretileno, verificou-se que a Poliglecaprone 25 induziu uma reação de resposta inflamatória ligeira, seguida da Poliglactina 910 e do Polifluoretileno, respetivamente. Este comportamento biológico deve ser considerado durante a seleção do material de sutura a utilizar na cirurgia.[31]

Sutura absorvível sintética de monofilamento de polidioxano - As suturas de polidiaxona (PDS) são formadas pela polimerização do monómero, paradioxanona, na presença de um catalisador para formar um filamento forte e maleável. Tal como acontece com outras suturas sintéticas absorvíveis, a ligação polimérica da polidiaxanona é quebrada por hidrólise na presença de humidade.

Uma caraterística única do PDS é a sua flexibilidade básica. Nem os filamentos de ácido poliglicólico nem a poliglactina 910 são suficientemente flexíveis para serem utilizados como suturas monofilamentares, exceto nos calibres 8/0, 9/0 e 10/0.

A extensão do suporte da ferida pela polidiaxanona é significativa, uma vez que proporciona um maior suporte para além do período de 4 semanas. Este facto ajudou a colmatar a lacuna entre a utilização de suturas absorvíveis e não absorvíveis e a reavaliar a aplicação de suturas. A massa total é absorvida em 180-210 dias.[24]

Suture material	Brand names	Tensile strength retention	Frequent uses
Surgical gut, plain or chromic		Usually almost 0% tensile strength by 2 weeks	General soft tissue approximation, good for certain pediatric wounds to avoid a second distressful removal procedure
Polyglecaprone	MONOCRYL	50% tensile strength remains at 1 week	General soft tissue approximation; designed as a synthetic replacement of gut

Polydiaxonone	PDS II, BIOSYN, MAXON	50% tensile strength remains at 4 weeks; completely absorbed within 210 days	Long term strength in general soft tissue approximation; designed to be an absorbable alternative to non absorbable monofilament sutures
Polyglactin 910	Coated VICRYL, VICRYL Rapide, POLYSORB	75% tensile strength remains at 2 weeks, completely absorbed in 70 days; VICRYL Rapide loses tensile strength slightly faster than coated VICRYL	Short term wound support and closure of dead space in subcutaneous soft tissue layer; ligation
Polyglycolic acid	DEXON	Similar to polyglactin910; complete absorption within 60 to 90 days	Closure of dead space in subcutaneous soft tissue layers

Cortesia: Textbook of Plastic Surgery. Steven E. Greer, Prosper Benhan, Peter Lorenz, Janes Chang, Marl H. Hedrik.

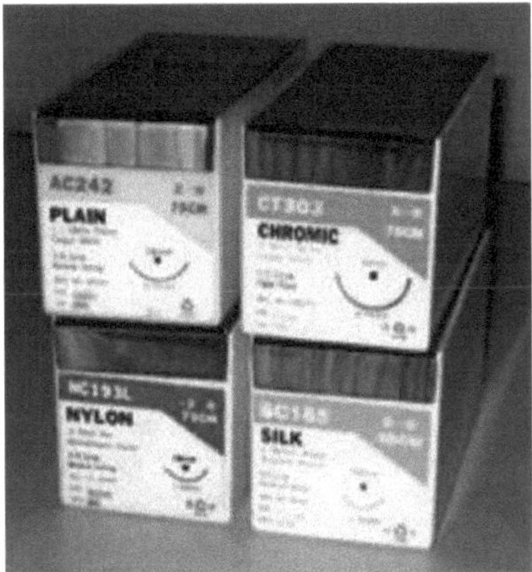

Seda cirúrgica - A seda é derivada do casulo das larvas do bicho-da-seda. É uma proteína semelhante à queratina do cabelo e da pele e é coberta inicialmente por uma camada albuminosa. Esta camada albuminosa é removida por degomagem antes da realização das suturas. A sutura é entrançada à volta de um núcleo e revestida com cera para reduzir a ação capilar. [24]

Embora classificada como uma sutura não absorvível, a seda é uma substância orgânica que sofre proteólise lenta quando implantada (Douglas, 1949). A seda perderá a maior parte da sua resistência à tração após 1 ano de implantação e, normalmente, desaparece após 2 anos. [36]

A reação dos tecidos é maior à seda do que à sutura sintética não absorvível, uma vez que a seda é uma proteína estranha. A reação celular é geralmente polimorfonuclear e é menos intensa do que a do intestino cirúrgico. O encapsulamento da seda com uma cápsula fibrosa ocorre normalmente em 14-21 dias. As propriedades de manuseamento são provavelmente as melhores de todos os materiais de sutura e dá nós de forma fácil e segura. A seda cirúrgica está disponível sob a forma de suturas com agulha sem olhos em tamanhos de 7-0 a 1. É esterilizada por irradiação gama.[26]

Linho - O linho é feito de linho e é um material celulósico. É torcido para formar uma fibra para fazer uma sutura. A reação dos tecidos é semelhante à da seda e o material tem um bom manuseamento e dá nós. Ganha 10% de resistência à tração quando molhado e é único neste aspeto. É amplamente utilizado para atar pedículos e como ligaduras.[26]

Algodão - A sutura de algodão é feita a partir de fibras naturais não contínuas de algodão, que são combinadas em fios e depois torcidas em camadas.[30] A reação dos tecidos é semelhante à da seda e do linho e tende a ser do tipo celular polimorfonuclear. O manuseamento é bom, mas não tão bom como o da seda. É mais fraco do que o linho.[24,53,54]

Poliamidas - São mais conhecidas como nylon. São extrudidos quimicamente, geralmente sob a forma de monofilamentos.[24]

Edlich e colaboradores (1973) demonstraram que, in vitro, os produtos de degradação do nylon, do ácido adípico e da 1,6 hexanodiamina, mesmo quando tamponados a um pH de 7,4, provocam uma redução acentuada das contagens de Staphylococcus aureus em cultura. Postularam que esta atividade antibacteriana pode explicar em parte a boa resposta dos tecidos.

O nylon, tal como outros materiais poliméricos sintéticos, possui a propriedade de "memória". Esta memória é, na verdade, a orientação incorporada do polímero produzida pela extrusão e estiramento durante o fabrico do filamento. Quando atada, a sutura tende a "lembrar-se" de que era originalmente uma fibra reta e os nós escorregam e desatam. Geralmente, são necessários vários nós quadrados para manter a ligação.[30]

A passagem através dos tecidos é fácil devido ao baixo coeficiente de fricção e a reação dos tecidos é mínima. A perda de resistência à tração após 1 ano de implantação é de aproximadamente 25%. A fibra tende a ser rígida para o manuseamento, embora isto tenha sido recentemente melhorado através da adição de líquido à sutura na embalagem. A poliamida também está disponível na forma entrançada e substituiu a seda em muitos procedimentos cirúrgicos.[24]

Poliésteres - Estas fibras são mais conhecidas como Terylene e Dacron. São extrudidas quimicamente a partir de um polímero e entrançadas para formar suturas. Têm uma resistência à tração extremamente elevada e uma baixa reatividade tecidular. A resistência à tração tende a

O poliéster pode ser retido indefinidamente e, por isso, tornou-se a sutura de eleição nos procedimentos cirúrgicos cardiovasculares. As suturas de poliéster, que estavam disponíveis anteriormente, tinham tendência para cortar os tecidos e, para o evitar, foi-lhes aplicado um revestimento de teflon ou PTFE (politetrafluoroetileno). Este revestimento tornou as suturas lisas e conferiu-lhes boas propriedades de manuseamento. O revestimento de teflon ou PTFE não era ideal, uma vez que causava descamação nos tecidos e um aumento do diâmetro das suturas.

As suturas de poliéster revestidas com polibutilato proporcionam uma excelente ligação, não aumentam o diâmetro da sutura e não descamam nos tecidos. Encontram grande aplicação no campo da substituição de válvulas cardíacas. Têm excelentes propriedades de manuseamento e estão disponíveis em duas cores - branco e verde - para facilitar a cirurgia nas válvulas.[37]

Polipropileno - É um monofilamento e é extrudido quimicamente a partir de um polímero purificado e tingido. Tem uma resistência à tração extremamente elevada, que mantém indefinidamente na implantação, e tem uma reatividade tecidular extremamente baixa. Pode estender-se até 30% antes de quebrar. Por conseguinte, é útil nos casos em que, no pós-operatório, é necessário que a sutura dê algum espaço para reter o inchaço; deste modo, ajuda a evitar o estrangulamento dos tecidos. O manuseamento é bom e o nó é muito seguro, uma vez que o material se deforma ao ser atado e permite que o nó assente sobre si próprio. Tem um baixo coeficiente de fricção e desliza facilmente através do tecido. É esterilizado por óxido de etileno. É extremamente suave e não serra através dos tecidos. É menos trombogénico do que a seda. É inerte e não biodegradável. Sendo um monofilamento, deve ser manuseado com cuidado durante a cirurgia, uma vez que o manuseamento brusco e o esmagamento inadvertido o danificam. O manuseamento brusco pode causar uma fratura no fio, que pode partir-se mais tarde no período pós-operatório, causando problemas.

O monofilamento de propileno está disponível numa variedade de agulhas sem olhos nos tamanhos de 8-0 a 1. Está disponível em embalagens multifilamento com e sem PTFE. Também está disponível como malha em diferentes tamanhos.[38]

Aço inoxidável - O aço inoxidável tem uma reputação invejável entre as suturas não absorvíveis pela sua resistência e baixa reação dos tecidos (inércia). A técnica do aço é muito exigente e as penalizações por técnicas deficientes são dispendiosas. O aço pode puxar ou rasgar os tecidos e a necrose pode resultar de uma sutura demasiado apertada. As farpas na extremidade do aço podem rasgar as luvas, quebrando a técnica estéril ou traumatizando o tecido circundante.

As suturas monofilamentares de aço inoxidável estão disponíveis numa gama de tamanhos 5 -0 a 6.[24]

Suture material	Brand names	Tensile strength retention	Frequent uses
Nylon	ETHLON,NUROLO N,MONOSOF	Virtually permanent tensile strength retention	General soft tissue approximation
Polypropylene	Prolene, Surgipro	No loss of tensile strength	Superficial skin closure for less scarring than braided or gut sutures, abdominal fascia closure, other general subcutaneous tissue approximation
Expanded polytetrafluoroet hylene	Gore-tex	Virtually permanent tensile strength retention	Vascular surgery anastomosis of tissue to synthetic grafts
Stainless steel		Virtually permanent tensile strength retention	Bone and ligament repairs, strenotomy closure, dangerous to work with due to the high risk of puncture wounds to the surgeons
Silk	Perma-hand	Very slow absorption and loss of tensile strength,becomes	Vessel ligation

		encapsulated	
Nylon	Bralon	Virtually permanent tensile strength retention	
Polyester fiber	Mersilene, Surgidac	Virtually permanent tensile strength retention	General soft tissue approximation
Extra polyester fiber	Ethibond	Virtually permanent tensile strength retention	Cardiac valve replacement surgery

Cortesia: Textbook of Plastic Surgery. Steven E. Greer, Prosper Benhan, Peter Lorenz, Janes Chang, Marl H. Hedrik.

Seleção da sutura

A seleção do material de sutura deve basear-se num conhecimento sólido das características de cicatrização dos tecidos a aproximar, das propriedades físicas e biológicas dos materiais de sutura, do estado da ferida a fechar e da provável evolução pós-operatória do doente. Os factores que influenciam a seleção do material de sutura são os seguintes

1. **Taxa de cicatrização dos tecidos** - Quando uma ferida atinge a sua força máxima, as suturas deixam de ser necessárias. Por conseguinte, os tecidos que normalmente cicatrizam lentamente devem

2. Normalmente, deve fechar com suturas não absorvíveis. Os tecidos que cicatrizam rapidamente podem ser fechados com suturas absorvíveis.

2. Contaminação dos tecidos - Os corpos estranhos nos tecidos contaminados podem converter a contaminação em infeção. Por conseguinte, as suturas multifilamentares devem ser evitadas, uma vez que as bactérias podem permanecer no seu interior e converter uma ferida contaminada numa ferida infetada. Em vez disso, devem ser utilizadas suturas monofilamentares absorvíveis (ou não absorvíveis). [24]

Foi estudada a relação entre 5 materiais de sutura diferentes (ePTFE, poliglecaprone, ácido poliglicólico, polidioxanona e poliglactina 910) e a infeção. Foi estudada a incidência de infeção da ferida. A incidência de infeção da ferida nos casos de controlo foi de 26% e todos os materiais de sutura aumentaram este valor significativamente[6,7,11] ,. A taxa de infeção utilizando ePTFE de 51% foi semelhante a todas as outras suturas, exceto o ácido poliglicólico, que produziu uma taxa de infeção de 41%. Isto confirmou que a presença de materiais de sutura em feridas contaminadas aumentou a incidência de infeção.[32]

3. Resultados cosméticos - Quando os resultados cosméticos são importantes, a aposição próxima e perfeita das feridas, sem irritantes nem tensão, produz os melhores resultados. Por conseguinte, deve ser utilizada a sutura de monofilamento mais pequena e inerte, como a poliamida ou o polipropileno. As suturas cutâneas devem ser evitadas, sendo preferível o encerramento subcutâneo.

4. Procedimentos microcirúrgicos - As anastomoses microcirúrgicas de vasos e as reparações de nervos requerem instrumentos especializados e suturas suficientemente pequenas para serem utilizadas em estruturas com apenas 1 mm de diâmetro. A maioria das suturas microcirúrgicas são de nylon não absorvível e não entrançado. Nas pequenas dimensões utilizadas, o manuseamento e a memória não são problemas significativos. Também são utilizadas as suturas monofilamentares de poliamida 8-0 e 9-0 [39]

Os diâmetros de sutura para microcirurgia são $25\mu m$ para suturas 10-0 e $35\mu m$ para suturas 9-0.

A maioria das agulhas de microcirurgia tem 75, 100 ou $130\mu m$ de tamanho. Uma agulha cónica de 3/8 de círculo é a agulha mais frequentemente utilizada em aplicações microcirúrgicas.

5. Reparação de feridas após irradiação - Neste grupo de doentes, não só o processo normal de cicatrização é retardado, como a tolerância ao trauma dos tecidos irradiados é acentuadamente reduzida. São necessárias as seguintes precauções:

a. Técnica cirúrgica extremamente cuidadosa e delicada.

b. As suturas em colchão são evitadas, pois aumentam ainda mais o grau de isquémia.

c. Fecho em camadas.

6. Estado nutricional - Quando um doente está subnutrido e hipoproteinémico, devem ser utilizadas suturas não absorvíveis, uma vez que os tecidos têm de ser mantidos em aproximação durante um período mais longo. A utilização de suturas absorvíveis pode resultar na deiscência da ferida.

7. Tamanho da sutura - O tamanho deve ser selecionado com base na resistência à tração do tecido a ser aproximado.[40]

Utilização

1. As suturas de seda e sintéticas são as mais utilizadas.

2. As suturas intestinais são utilizadas apenas quando a extração é difícil, ou mesmo impossível. As características físicas limitadas das suturas intestinais não justificam a sua utilização noutra altura.

3. Quando utilizar suturas de tripa (simples ou crómicas), é muitas vezes vantajoso mergulhar a embalagem em água morna durante meia hora antes de a utilizar e puxar suave mas firmemente a sutura quando a abrir. Isto irá remover as dobras e endireitar a sutura. Por fim, lubrifique ligeiramente a sutura com petrolato ou cera de osso esterilizada para evitar que fique quebradiça.

4. As suturas de monofilamento são recomendadas para procedimentos de aumento ósseo para evitar uma retenção mais longa (10 a 14 dias).

5. As suturas Vicryl revestidas com Gore - tex são recomendadas para procedimentos de regeneração de tecidos guiados.[41]

<u>OBJECTIVOS DA SUTURA</u>

Os objectivos da sutura podem ser descritos da seguinte forma

1. Proporcionar uma tensão adequada dos fechos das feridas sem espaço morto, mas suficientemente solta para evitar a isquémia e a necrose dos tecidos.

2. Para manter a hemostase

3. Permitir a cura por intenção primária.

4. Para dar apoio às margens dos tecidos até que estes cicatrizem e o apoio já não seja necessário.

5. Para reduzir a dor pós-operatória.

6. Para evitar a exposição óssea que resulta num atraso da cicatrização e numa reabsorção desnecessária.

7. Para permitir uma posição correcta da aba.[42]

PRINCÍPIOS DE SUTURA

Os princípios da sutura são os seguintes:

1. O suporte da agulha deve agarrar a agulha a aproximadamente ¾ da distância da ponta. A extremidade da sutura da agulha é a área mais fraca, porque ou é oca, como no caso de uma agulha com agulha de compressão, ou contém o olho. Se agarrar na extremidade da sutura, a agulha fica pelo menos dobrada, se não se partir.

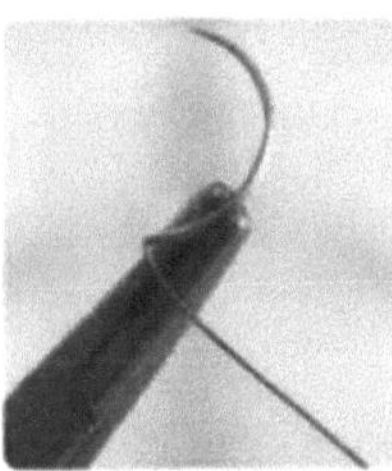

2. A agulha deve entrar no tecido perpendicularmente à superfície. Se a agulha perfurar o tecido obliquamente, pode desenvolver-se uma laceração.

3. A agulha deve ser passada através do tecido seguindo a curva da agulha. Tratar uma agulha curva como uma agulha reta, por exemplo, resultará na rutura do tecido.

4. A sutura deve ser colocada a uma distância igual (2-3 mm) da incisão em ambos os lados e a uma profundidade igual. Este princípio pode ser modificado nos casos em que os bordos dos tecidos a suturar se encontram a níveis diferentes, pelo que a passagem da sutura mais perto do bordo do lado inferior e mais longe do bordo do lado superior tenderá a aproximar

os níveis (Pick, 1941). Outro método envolve a passagem da sutura a uma distância igual das margens da ferida em ambos os lados

(maio, 1971), mas mais profundamente no tecido do lado inferior e mais superficialmente no lado

o lado mais alto.

5. Se um lado do tecido estiver livre (como no caso de um retalho) e o outro fixo, a agulha deve ser passada do lado livre para o lado fixo.

6. Se um lado do tecido for mais fino do que o outro, então a agulha deve ser passada do lado mais fino para o mais grosso.

7. Se um plano de tecido for mais profundo do que o outro, então a agulha deve ser passada do lado mais profundo para o lado mais superficial.

8. A distância a que a agulha é passada para dentro do tecido deve ser maior do que a distância do bordo do tecido. Isto assegurará um grau de eversão do tecido. É desejável um certo grau de eversão do tecido para evitar a contratura da cicatriz.

9. Os tecidos não devem ser fechados sob tensão, uma vez que irão rasgar ou necrosar à volta da sutura. Se houver tensão, a camada de tecido deve ser minada para a aliviar.

10. A sutura deve ser efectuada de modo a que o tecido seja apenas aproximado e não branqueado.

11. O nó não deve ser colocado sobre a linha da incisão.

12. As suturas devem ser colocadas com uma distância de aproximadamente 3 a 4 mm. A proximidade das suturas depende da tensão prevista ao longo da linha

de sutura. As suturas mais espaçadas são indicadas em áreas de atividade muscular subjacente, como a língua, ou noutras áreas de maior tensão.

13. Ocasionalmente, pode estar presente tecido extra num dos lados da incisão e causar a formação de uma "orelha de cão" na fase final do encerramento da ferida. O simples alargamento do comprimento da incisão para esconder o excesso produzirá um resultado insatisfatório.[42]

TÉCNICAS DE SUTURA PADRÃO EM PERIODONTIA

Diferentes técnicas de sutura podem empregar a colocação de suturas periosteais ou não periosteais.

1. Interrompido

    a. Figura oito

    b. Circunferencial, direta ou em anel

    c. Colchão - vertical ou horizontal

    d. Intrapapilar

    e. Cruz

    f. Laurell loop

2. Contínuo

    a. Fundaçao papilar

    b. Colchão vertical

    c. Bloqueio

    d. Âncora

Periósteo

A sutura periosteal requer geralmente um elevado grau de destreza tanto na gestão do retalho como na colocação da sutura. Agulhas pequenas, suturas finas (4-0 a 6-0) e suportes de agulha adequados são um requisito básico.

Técnica

Os 5 passos utilizados na sutura periosteal (Chaiken, 1977) são:

1. **Penetração:** A ponta da agulha é posicionada perpendicularmente (90°) à superfície do tecido e ao osso subjacente. Em seguida, é inserida completamente através do tecido até que o osso seja engatado.

2. **Rotação**: O corpo da agulha é agora rodado em torno da ponta da agulha na direção oposta àquela em que a agulha se destina a viajar. A ponta da agulha é mantida ligeiramente contra o osso para não danificar ou embotar a ponta da agulha.

3. **Deslize:** A ponta da agulha pode agora deslizar contra o osso apenas durante uma pequena distância. Deve ter cuidado para não levantar ou danificar o periósteo.

4. **Rotação:** À medida que a agulha desliza contra o osso, é rodada em torno do corpo, seguindo o seu contorno circunferenciado. Desta forma, a agulha não é empurrada através do tecido, o que provoca o levantamento ou o rasgamento do periósteo.

5. **Saída:** A fase final do deslizamento e da rotação é a saída da agulha. A agulha é levada a sair do tecido através da aplicação suave de pressão a partir de cima, permitindo assim que a ponta perfure o tecido. Se for utilizada pressão digital, deve ter cuidado para evitar lesões pessoais.

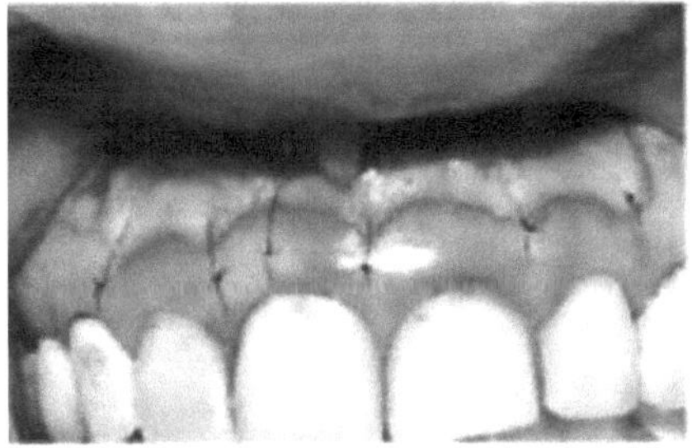

Suturas interrompidas

Indicações

As suturas interrompidas são mais frequentemente utilizadas para o seguinte

1. Incisão vertical

2. Tuberosidade e zonas retromolares

3. Procedimentos de regeneração óssea com ou sem regeneração tecidular

guiada

4. Retalhos de Widman, curetagem de retalho aberto, retalhos não

reposicionados ou retalhos deslocados apicalmente quando é necessária uma

cobertura interproximal máxima

5. Áreas edêntulas

6. Abas de espessura parcial ou dividida

7. Implantes osteointegrados

SUTURAS INTERROMPIDAS - LAÇADA DIRECTA

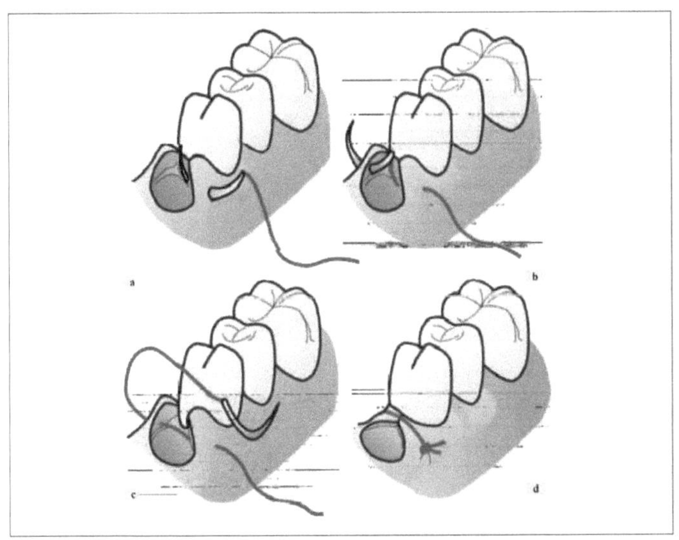

Tipos

1. Circunferencial, direta ou em anel

2. Figura - oito

3. Colchão vertical ou horizontal

4. Colocação papilar intersticial

Técnica

Figura - oito e suturas circunferenciais

A sutura é iniciada na superfície bucal a 3 a 4 mm da ponta da papila, de modo a evitar o rasgamento da papila diluída. A agulha é inserida primeiro na superfície externa do retalho vestibular e depois através da superfície epitelizada externa (figura oito) ou através do tecido conjuntivo sob a superfície (circunferencial) do retalho lingual. A agulha é então devolvida através do orifício e depois atada bucalmente.

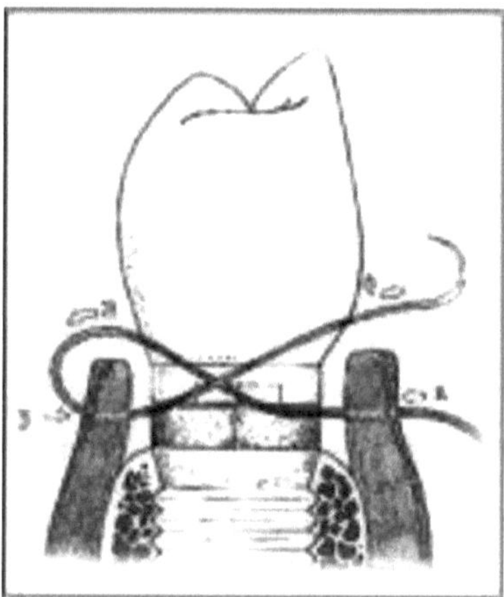

Quando o fecho interproximal é crítico, a sutura circunferencial permite uma maior coaptação e uma maior inclinação da papila devido à ausência de material de sutura entre as pontas da papila.

SUTURAS SIMPLES INTERROMPIDAS

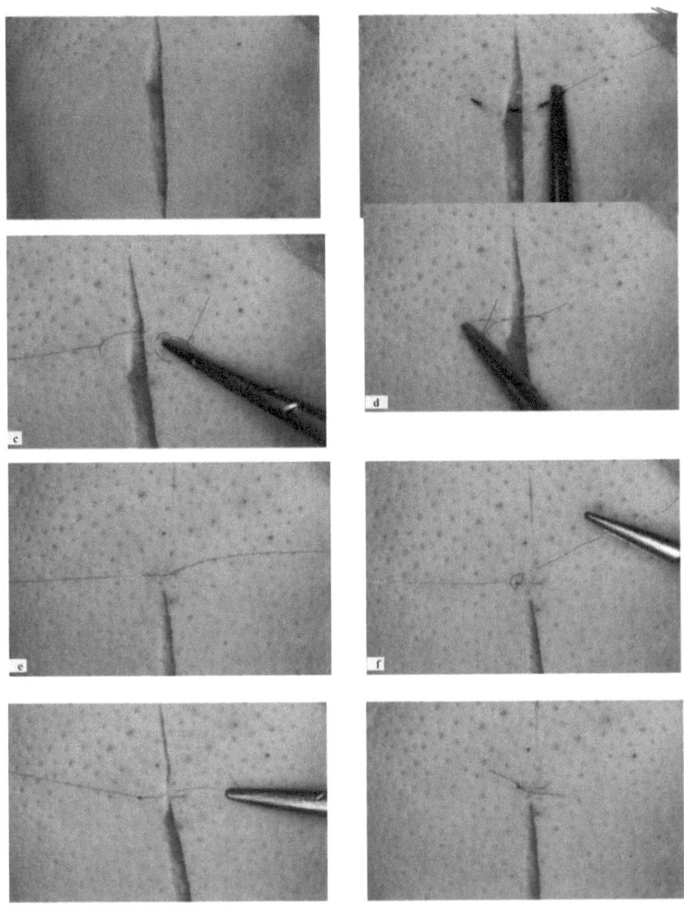

Suturas para colchões

As suturas em colchão são utilizadas para uma maior segurança e controlo do retalho; permitem uma colocação mais precisa do retalho, especialmente quando combinadas com a estabilização periosteal. A sutura vertical em colchão é recomendada para utilização em procedimentos de regeneração óssea, uma vez que permite um fecho máximo do tecido, evitando o contacto da sutura com o material do implante, prevenindo assim a formação de bolhas.

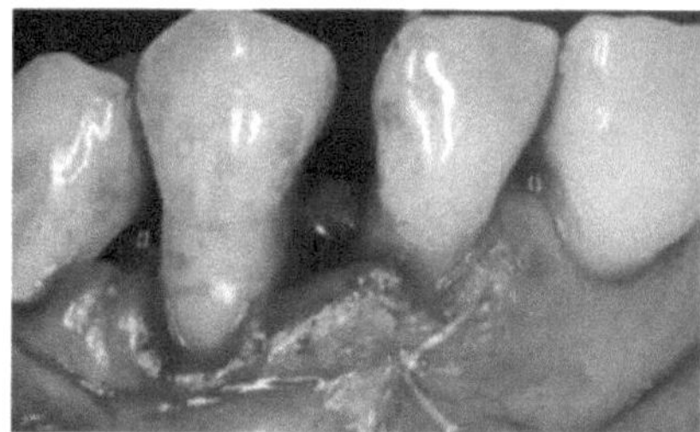

Técnica do colchão vertical: O retalho é estabilizado e a agulha é inserida 7 a 10 mm apicalmente à ponta da papila. É passada através do periósteo (se estiverem a ser utilizadas suturas periosteais), emergindo novamente da superfície epitelizada do retalho a 2 a 3 mm da ponta da papila. A agulha é trazida através do orifício, onde a técnica é novamente repetida lingual ou palatalmente. A sutura é então atada bucalmente.

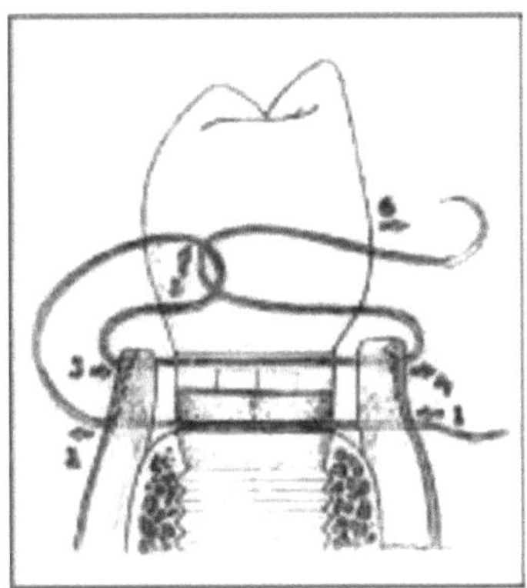

Técnica do colchão horizontal: A agulha é inserida 7 a 8 mm apicalmente e para um lado da linha média da papila, emergindo novamente 4 a 5 mm através da superfície epitelizada no lado oposto da linha média. A sutura pode ou não ser introduzida através do periósteo. A agulha é então passada através do orifício e a sutura, após ser repetida lingual ou palatalmente, é atada bucalmente.

Para uma maior estabilidade e controlo das papilas, os fios paralelos duplos desta sutura podem ser feitos para atravessar os topos das papilas. Esta é a sutura dupla cruzada.

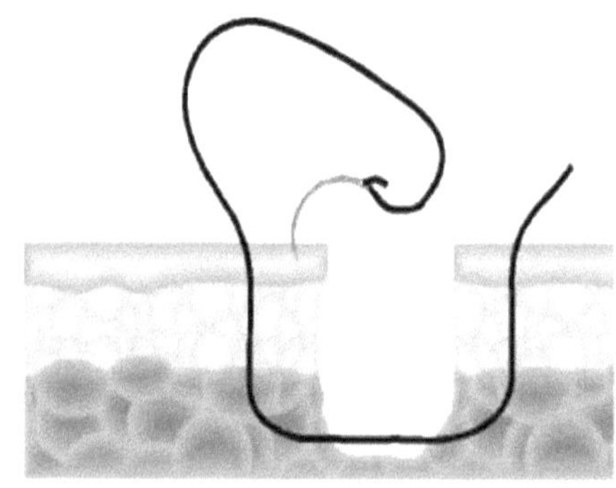

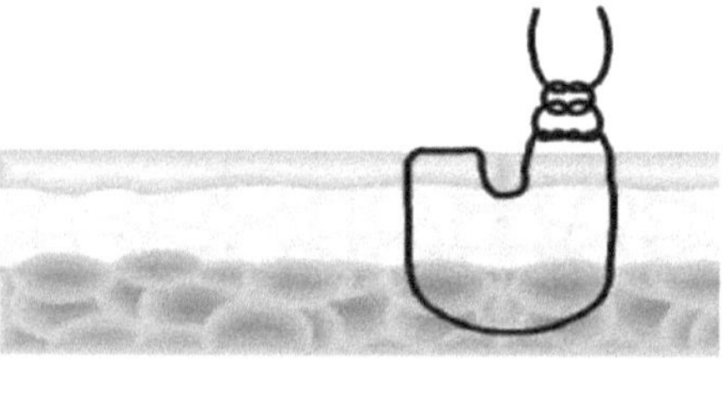

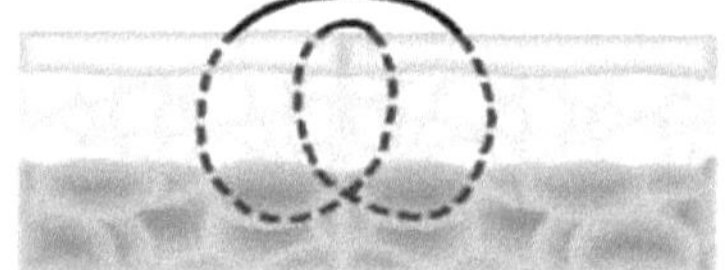

Colocação intrapapilar

Esta técnica é recomendada para utilização apenas com retalhos de Widman modificados e procedimentos de regeneração em que existe uma espessura adequada do tecido papilar.

A agulha é inserida bucalmente a 4 a 5 mm da ponta da papila e passada através do tecido, emergindo da própria ponta da papila. Este procedimento é repetido por via lingual e atado por via bucal, permitindo assim a colocação exacta dos retalhos de ponta a ponta.

Sutura de funda

A sutura sling é usada principalmente para um retalho que foi levantado apenas num lado de um dente, envolvendo apenas uma ou duas papilas adjacentes. É mais frequentemente utilizada em retalhos posicionados coronalmente e lateralmente. A técnica envolve o uso de uma das suturas interrompidas, que é ancorada sobre o dente adjacente ou pendurada em torno do dente para segurar ambas as papilas.

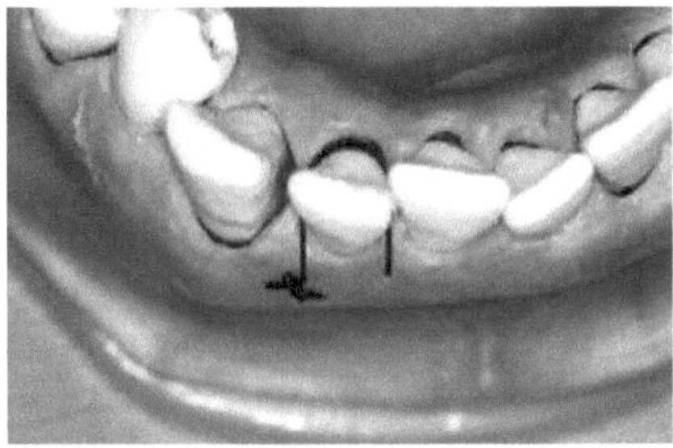

Sutura cruzada

Nesta técnica, a madeixa ó passada através dos lábios feridos e cruzada na diagonal

para fazer um nó. Esta técnica pode ser utilizada para o encerramento de incisões de libertação verticais.[43]

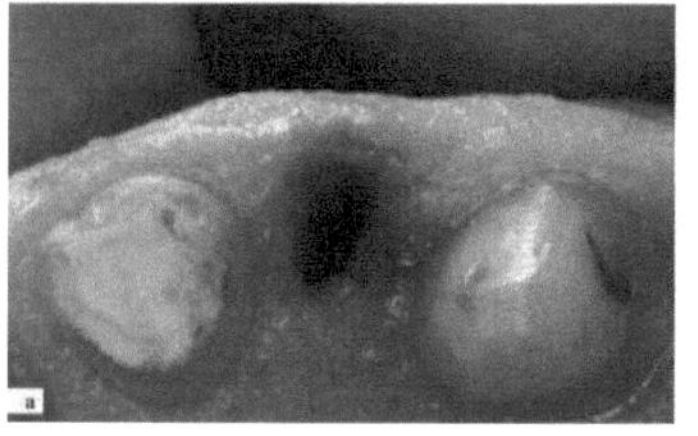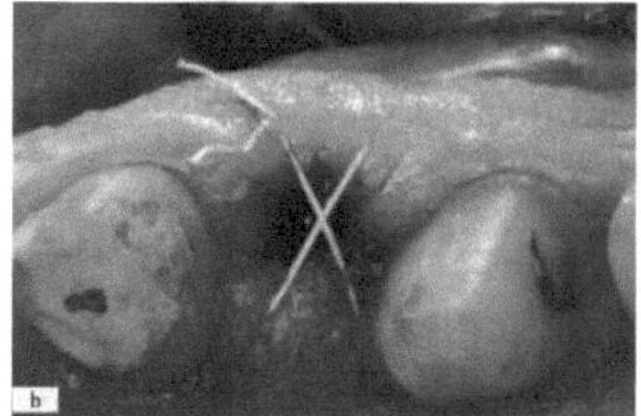

Cruzar sobre o colchão sobre a ferida de extração

Laurell Sutura em laço

A sutura Laurell Loop é preferida para suturar o retalho sobre uma membrana de barreira. A sutura é passada através das papilas facial e lingual como uma sutura de colchão vertical. Em vez de ser atada no aspeto facial neste ponto, forma-se um laço na sutura no aspeto lingual. A sutura é passada por cima do topo da papila em direção à lingual, através do laço lingual e novamente por cima do topo da papila em direção à facial. Aplica-se tensão à sutura, juntando as abas e as papilas, e a sutura é fixada na face.[44]

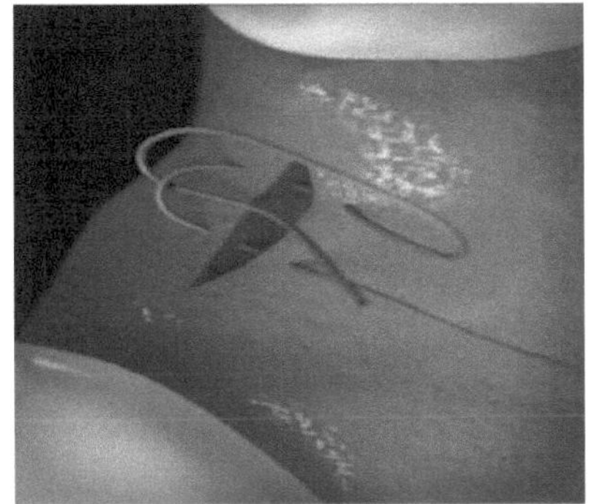

Suturas contínuas

Quando estão envolvidos vários dentes, é preferível a sutura contínua.

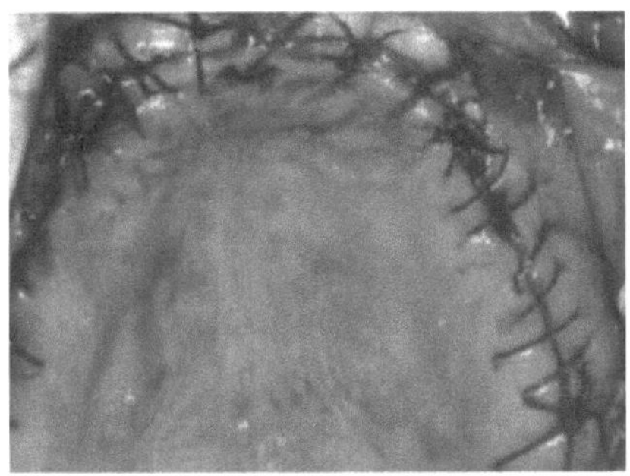

Vantagens

1. Pode incluir tantos dentes quantos os necessários

2. Minimiza a necessidade de vários nós

3. Simplicidade

4. Os dentes são utilizados para fixar o retalho

5. Permite uma colocação precisa do retalho

6. Evita a necessidade de suturas periosteais

7. Permite a colocação e tensão independentes dos retalhos bucal e lingual ou palatino. Os retalhos vestibulares podem ser posicionados livremente enquanto os retalhos linguais e palatinos são puxados mais firmemente sobre os dentes.

8. Maior distribuição das forças sobre os flaps.

Desvantagens

A principal desvantagem das suturas contínuas é que, se a sutura se romper, o retalho pode soltar-se ou a sutura pode desprender-se de vários dentes.

Tipos

A escolha da sutura contínua depende da preferência do operador. A sutura pode ser periosteal ou não periosteal:

1. Sutura de funda independente

2. Sutura do colchão

   a. Vertical

   b. Horizontal

3. Bloqueio contínuo

Técnica

Sutura de funda independente

A sutura contínua da funda, embora seja mais frequentemente iniciada como uma continuação da sutura da tuberosidade ou retromolar, também pode ser iniciada com uma sutura em laçada sobre a

A sutura é feita através da papila terminal (vestibular, lingual ou palatina). Em seguida, continua através do próximo orifício proximal de tal forma que a sutura é feita para circundar o colo do dente. A agulha é então passada sobre a papila e através da superfície epitelizada externa ou por baixo e através da superfície inferior do tecido conjuntivo da papila. A agulha é passada novamente através do orifício e continua anteriormente. Este procedimento é repetido através de cada abertura sucessiva até que todas as papilas tenham sido engatadas.

Para um controlo máximo do retalho, é melhor passar a agulha através da superfície inferior do tecido conjuntivo da papila.

Uma ansa terminal é então utilizada se um único retalho tiver sido refletido ou se os retalhos tiverem de ser suturados independentemente. Desta forma, os retalhos são atados contra os dentes, em oposição uns aos outros.

Laço da extremidade terminal: Após a conclusão da sutura, a sutura é atada contra o dente, ao contrário do outro retalho. Isto é conseguido deixando um laço solto de aproximadamente 1 cm de comprimento de material de sutura antes da última abertura. Quando a última papila é suturada e a agulha volta a passar pelo orifício, o laço terminal é utilizado para dar o nó final.

Modificação: Quando dois retalhos tiverem sido reflectidos e depois de o primeiro retalho ter sido suturado, é muitas vezes desejável continuar em torno da superfície distal do último dente, repetindo o procedimento no retalho oposto e, em seguida, atando-o numa ansa terminal.

Procedimento alternativo: Esta técnica consiste em unir simultaneamente os retalhos bucal e lingual ou palatino.

Indicações:

1. Quando a posição da aba não é crítica

2. Quando são utilizadas suturas periosteais bucais para a posição e estabilização do retalho bucal

3. Quando se pretende um fecho máximo (retalhos não reposicionados ou de Widman ou regeneração óssea) **Técnica:** Após a amarração inicial vestibular e lingual, a sutura é passada vestibularmente sobre o colo do dente interdentalmente e através do retalho lingual. Em seguida, é novamente levada interdentalmente sobre a superfície lingual do dente até a papila vestibular. Em seguida, é levada sobre a papila lingual e depois sobre a superfície vestibular do dente. Esta sutura alternada vestibular-lingual é continuada até a sutura ser atada com um laço terminal.

Sutura vertical e horizontal do colchão

Quando é necessário um maior controlo papilar, estabilidade e colocação precisa; ou para evitar o movimento do retalho, são utilizadas suturas de colchão verticais ou horizontais. Este é o caso mais frequente no palato, onde é frequentemente necessária tensão adicional, ou quando o tecido papilar é fino e friável.

Técnica: O procedimento é idêntico ao descrito anteriormente para a sutura de sling papilar independente, exceto que as suturas de colchão verticais ou horizontais são substituídas pelo sling papilar simples. A técnica é semelhante à descrita anteriormente para as suturas de colchão interrompidas.

Bloqueio contínuo

A sutura de bloqueio contínuo é indicada principalmente para áreas edêntulas longas, tuberosidades ou áreas retromolares. Tem a vantagem de evitar os múltiplos nós das suturas interrompidas. No entanto, se a sutura se romper, pode desatar-se completamente.

Técnica: O procedimento é simples e repetitivo. Utiliza-se uma única sutura interrompida para fazer a ligação inicial. De seguida, a agulha é inserida através da superfície exterior do retalho vestibular e da superfície subjacente do retalho lingual. A agulha é então passada através do laço restante da sutura, e a sutura é puxada firmemente, travando-a assim. Este procedimento é continuado até que a sutura final seja atada na extremidade terminal.[45]

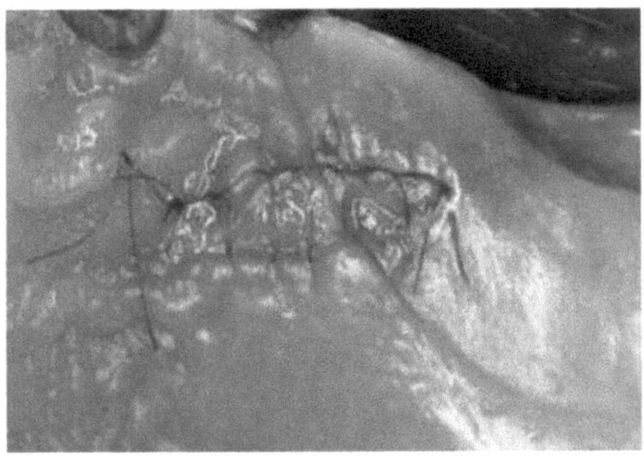

Suturas de ancoragem

O fechamento de um retalho mesial ou distal a um dente, como nos procedimentos de cunha mesial ou distal, é melhor realizado pela sutura de ancoragem. Esta sutura fecha os retalhos facial e lingual e adapta-os firmemente contra o dente. A agulha é colocada na área do ângulo da linha do retalho facial ou lingual adjacente ao dente, ancorada ao redor do dente, passada por baixo do retalho oposto e amarrada. A sutura de ancoragem pode ser repetida para cada área que a necessite.

Sutura de ancoragem fechada

Outra técnica para fechar um retalho localizado numa área edêntula, mesial ou distal a um dente, consiste em atar uma sutura direta que fecha o retalho proximal, levar um dos fios à volta do dente para ancorar o tecido contra o dente e depois atar os dois fios.[35]

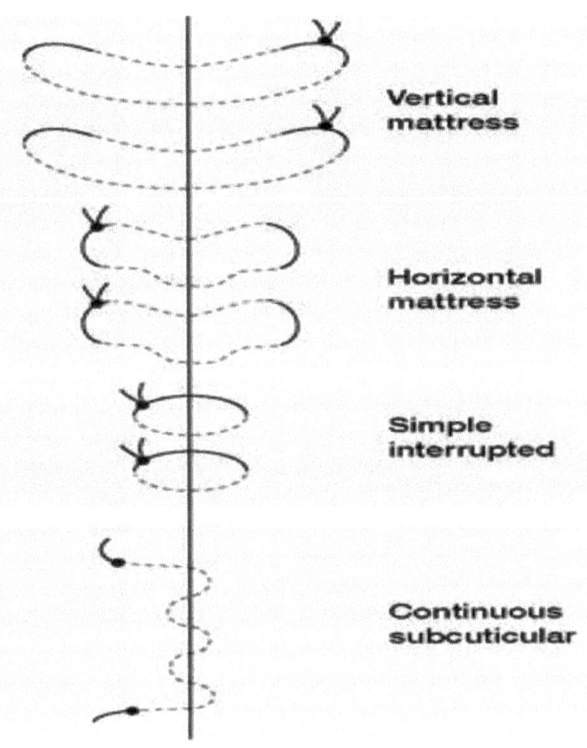

TECHNIQUE	INDICATIONS
Interrupted	Closure of vertical releasing incisions and interproximal areas; replaced and coronally positioned flap closure

Sling	Allows separate facial or lingual flap positioning in isolated areas
Continuous sling	Single suture to close sextant or quadrant, allows facial and lingual flaps to be closed independently
Vertical	Narrow interdental spaces
Hoizontal	Wider interdental spaces
Cross	Closure of vertical releasing incision
Anchoring	Useful in guided tissue regeneration when an adjacent edentulous space is present, achieves primary closure over barrier membranes or bone grafts on the mesial or distal of a tooth
Laurel loop	Used in guided tissue regeneration to close over an interproximal barrier membrane

OUTROS TIPOS DE SUTURAS

(De acordo com Dorland 2000)

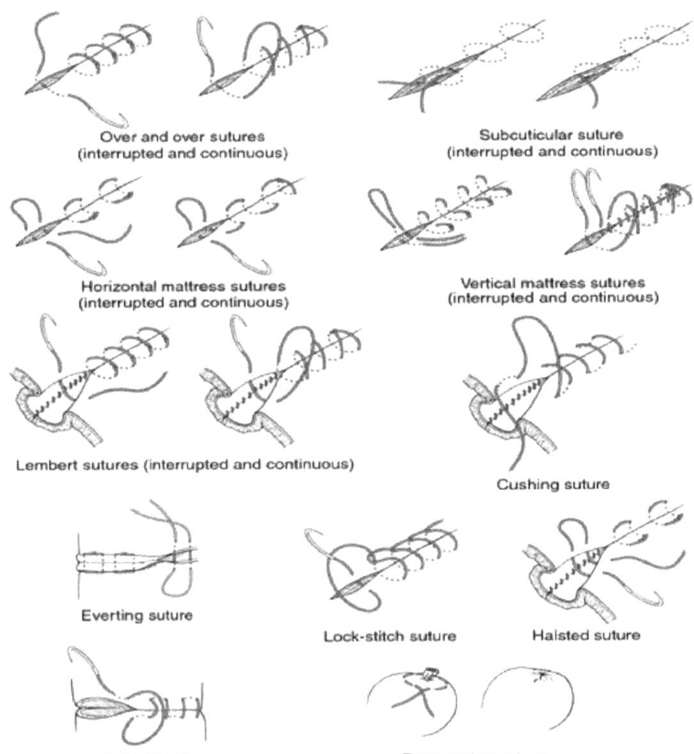

TIPOS DE NÓS

"A segurança da sutura é a capacidade do nó de manter a aproximação do tecido durante o processo de cicatrização" Thacker et al, 1975. A falha é geralmente o resultado da desvinculação devido ao deslizamento ou quebra do nó. Uma vez que a resistência do nó é sempre inferior à resistência à tração do material, quando é aplicada uma força, o local de rutura é sempre o nó (Thacker et al, 1975; Worsfield, 1961). Isto deve-se ao facto de as forças de corte produzidas no nó levarem à rutura.

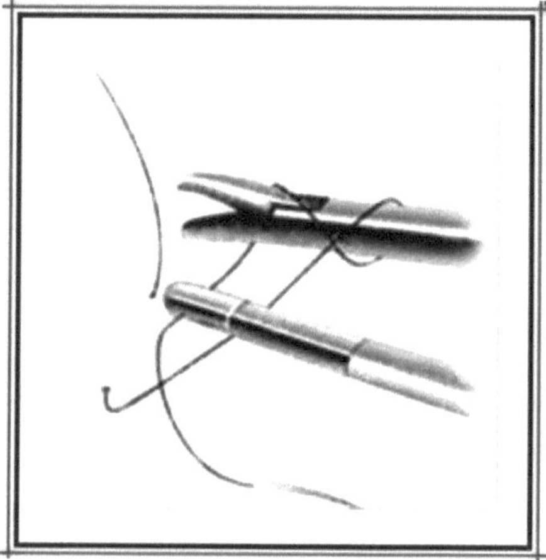

O deslizamento ou segurança do nó é uma função do coeficiente de fricção dentro do nó (Hermann, 1971; Price, 1948). Este é determinado pela natureza do material, o diâmetro da sutura e o tipo de nó. Os monofilamentos e as suturas revestidas (Teflon, silicone) têm um baixo coeficiente de fricção e um elevado grau de deslizamento; as suturas entrançadas e torcidas, como o dacron não revestido e o catgut, têm uma maior segurança do nó devido ao seu elevado coeficiente de fricção (Taylor, 1938).

A sutura de seda, embora extremamente fácil de utilizar, é nitidamente inferior em termos de resistência e segurança do nó em comparação com outros materiais (Hermann, 1971). Apresenta também um elevado grau de reação tecidular (Taylor, 1978; Postlethwait, 1968) e a adição de cera ou silicone para reduzir a reação tecidular e evitar a formação de fios diminui ainda mais a segurança do nó 4[6,66].

A seleção do nó é a última das variáveis, e aquela sobre a qual os cirurgiões têm mais influência. Verificou-se que a segurança dos nós varia muito entre os clínicos, e mesmo a segurança dos nós atados pelos mesmos clínicos varia em alturas diferentes (Hermann, 1971).

Um nó suturado tem três componentes (Thacker et al, 1975) 4[767].

1. O laço criado pelo nó.

2. O nó propriamente dito, que é composto por um certo número de "lances" apertados, cada lance representa uma trama dos dois fios.

3. As orelhas, que são as extremidades cortadas da sutura.[27]

Princípios gerais da atadura de nós

1. O nó deve ser apertado com firmeza, mas sem estrangular os tecidos.

2. O nó não deve poder deslizar ou desfazer-se.

3. O nó deve ser tão pequeno quanto possível para minimizar a quantidade de material estranho.

4. O nó deve ser apertado sem exercer qualquer tensão ou pressão sobre os tecidos que estão a ser ligados (ou seja, o nó deve ser assente cuidadosamente, exercendo apenas

pressão contra a contrapressão do dedo indicador ou do polegar).

5. Durante a atadura, o material de sutura não deve ser "serrado", pois isso enfraquece o fio.

6. O material de sutura deve ser colocado corretamente durante a atadura, caso contrário, a tensão durante o aperto pode provocar a quebra ou fratura do fio.

6. Ao atar um nó de instrumento, o fio só deve ser agarrado pela extremidade livre, uma vez que agarrar o fio com pinças de artéria ou suportes de agulhas pode danificar o material e resultar novamente em fratura ou quebra.[48,68]

Nó quadrado

O nó básico é o nó quadrado. O nó quadrado forma-se enrolando a sutura à volta do suporte da agulha uma vez em direcções opostas entre os laços. É prudente fornecer pelo menos três laços para os nós de superfície. Alguns tipos de material de sutura, como o nylon, o polipropileno, o ácido poliglicólico e a tripa, podem necessitar de mais laços.

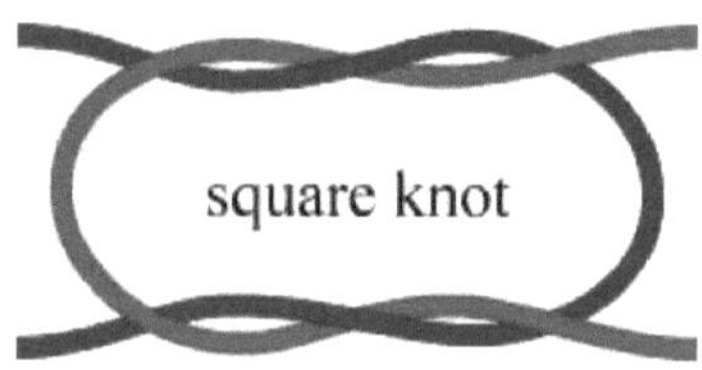

Nó de cirurgião

O nó de cirurgião é formado por dois lançamentos da sutura à volta do suporte da agulha na primeira amarração e depois um lançamento na direção oposta na segunda amarração. Devido ao duplo lançamento, o nó de cirurgião oferece a vantagem de reduzir o deslizamento do primeiro laço, enquanto o segundo laço é colocado no lugar. Isto é particularmente útil em locais confinados ou de difícil acesso, onde a primeira gravata seria normalmente solta no processo de produção da segunda gravata. Para garantir a segurança, é normalmente efectuada uma terceira amarração ao quadrado sobre o nó de cirurgião. Este método é modificado para utilização com ácido poliglicólico e suturas sintéticas.

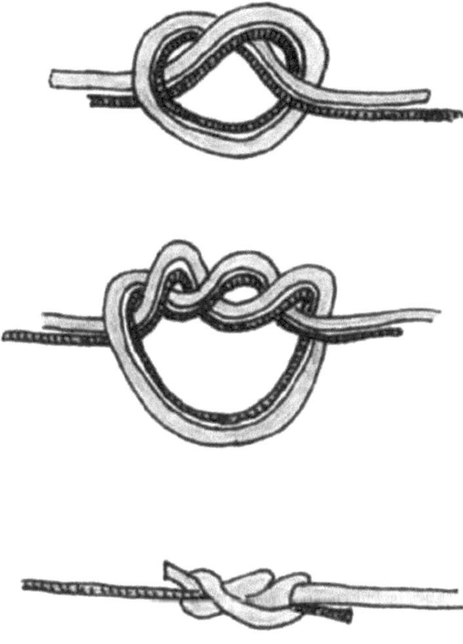

NÓ DE CIRURGIÃO

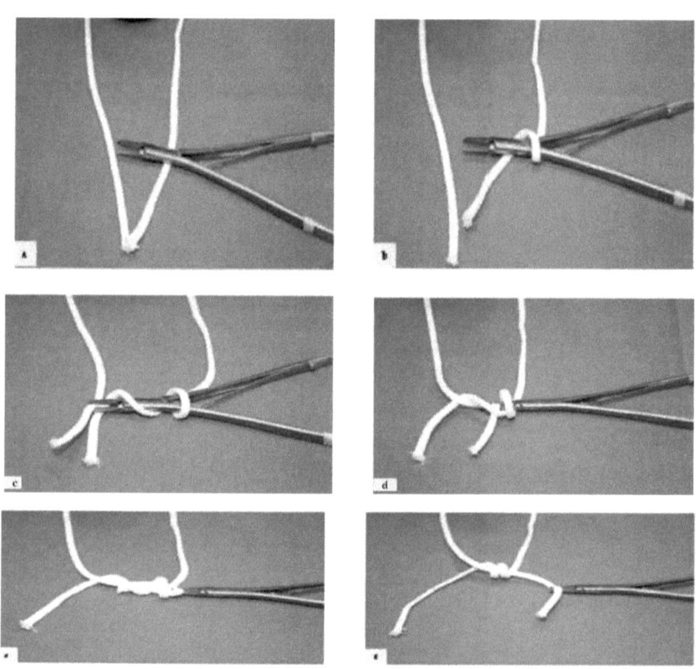

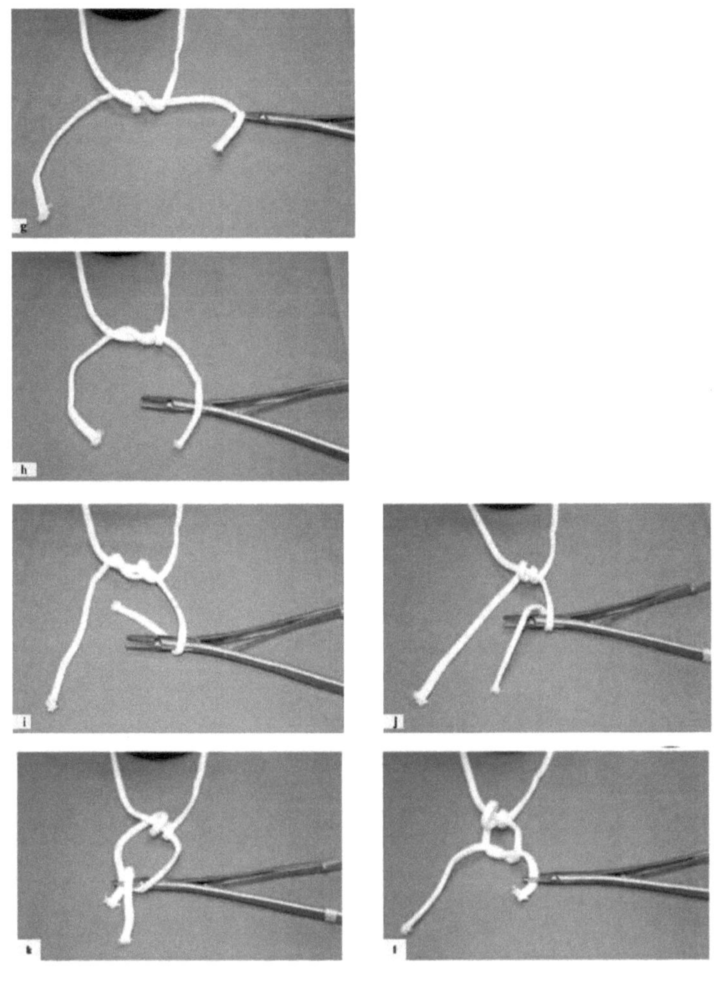

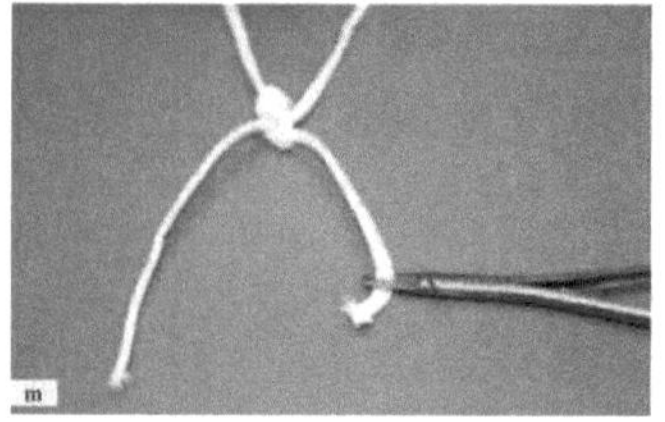 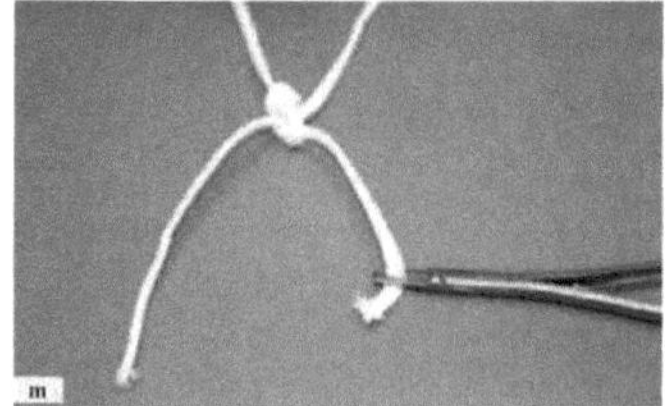

A. O porta-agulha é colocado na extremidade da linha.

B. E C. Enrole duas vezes uma linha à volta do porta-agulha.

D. Para H. De seguida, agarre a outra extremidade do fio e puxe-a.

I. A J. De seguida, coloque a extremidade da linha no porta-agulha e dê uma volta em torno do porta-agulha.

K. E L. Depois, puxe a outra extremidade como antes.

M. E N. Nó de cirurgião com padrão típico

Nó de avozinha

Este nó envolve um nó numa direção seguido de um único nó na mesma direção que o primeiro. Isto permitirá que o nó seja deslizado para o seu lugar e proporcionará uma fixação inicial semelhante à do nó de cirurgião. No entanto, deve efetuar um terceiro nó ao quadrado sobre o segundo para manter o nó permanentemente.[49]

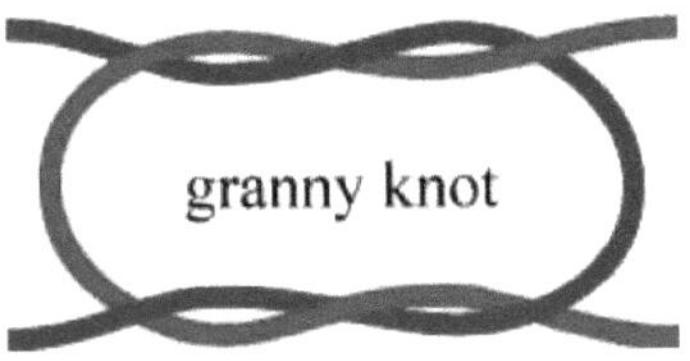

TÉCNICA DE ATAR O NÓ DE AVOZINHA

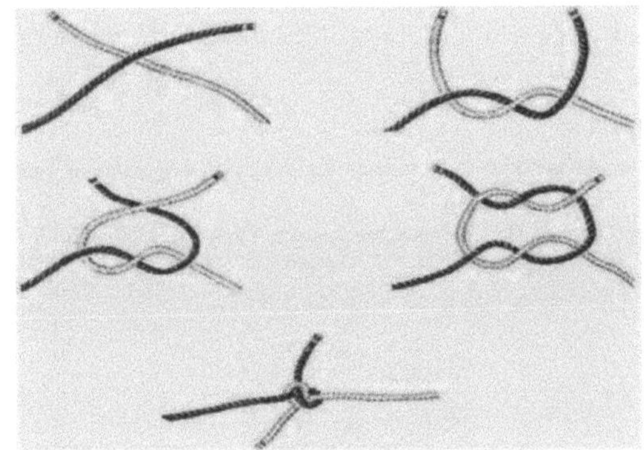

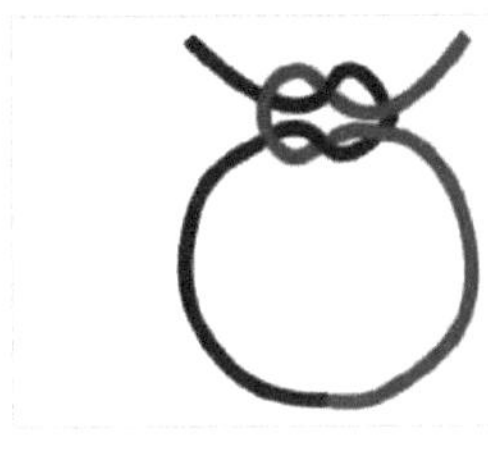

LOOSE KNOT

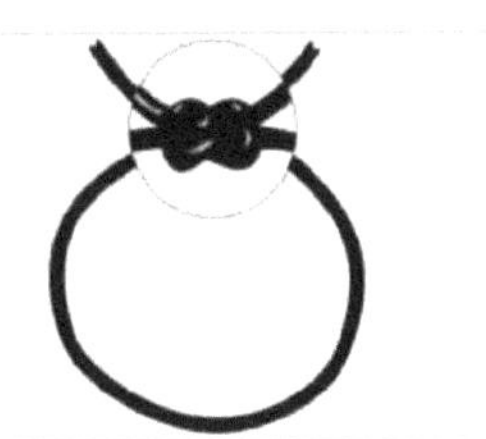

TIGHT KNOT

<u>REACÇÃO DOS TECIDOS AO MATERIAL DE SUTURA</u>

A resposta inicial do corpo às suturas é quase idêntica nos primeiros 4 a 7 dias, independentemente do material de sutura (Edlich e colaboradores, 1973; Schoen 1976) 8[1, 2]7, 5[0, 51] . O dano causado ao tecido pela agulha evoca uma resposta inflamatória significativa, mesmo sem a presença de material de sutura (Madsen, 19 5 3) [52]. A resposta inicial é uma inflamação aguda generalizada, envolvendo principalmente leucócitos polimorfonucleares. Após alguns dias, tornam-se evidentes as células mononucleares, os fibroblastos e os histiócitos (macrófagos tecidulares) (Schoen, 1976) [53]. A formação de capilares ocorre no final desta fase inicial (Sewell, 1966).

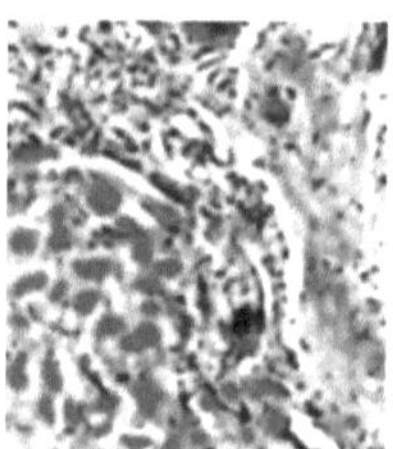

Após 4 a 7 dias, a resposta está mais relacionada com o tipo de material de sutura. Por exemplo, o intestino simples provoca uma resposta intensa com predominância de macrófagos e leucócitos polimorfonucleares (Jenkins et al, 1942; Postlethwait et al, 1959) 5[3,] 5[4,] [55], enquanto os materiais não absorvíveis apresentam um padrão histológico relativamente acelular menos intenso (Postlethwait, 1969). Se o material de sutura chegar às superfícies da mucosa ou da pele, as células epiteliais começarão a seguir o trajeto da sutura ao fim de 5 a 7 dias (Van Winkle et al, 1975; Wallace, Maxwell e Calvaris, 1970).

Quanto mais tempo uma sutura permanecer, mais profunda será a invasão epitelial do tecido subjacente. Quando a sutura é removida, permanece um trato epitelial. Estas células podem eventualmente desaparecer ou permanecer para formar queratina e quistos de inclusão epitelial. O trajeto epitelial pode também tornar visível o local da sutura e resultar numa cicatriz típica de "carris de comboio" [4, 55].

O desenvolvimento de infecções cirúrgicas é grandemente potenciado pela presença de uma sutura numa ferida contaminada. Em voluntários humanos, Elek e Conen (1957) observaram que era necessária uma injeção de 106 Staphylococcus pyogenes para produzir uma infeção clínica purulenta. Em condições idênticas, com exceção da inclusão de uma única sutura de seda, a quantidade necessária de bactérias foi reduzida para 100 cocos. A presença da sutura aumentou assim a suscetibilidade à infeção por um fator de 10.000 vezes.

A utilização de suturas monofilamentares em vez de suturas entrançadas tem sido defendida para reduzir o potencial de infeção. Foi sugerido que as suturas multifilamentares proporcionam um refúgio para as bactérias, que podem penetrar nos interstícios da sutura - locais que são demasiado pequenos para admitir granulócitos e macrófagos. Alexander, Kaplan e Altemeier (1967) demonstraram um aumento da incidência de infeção por Staphylococcus aureus implantada subcutaneamente com materiais entrançados com seis nós, em comparação com materiais de sutura monofilamentares em condições semelhantes. No entanto, os materiais de sutura entrançados e não entrançados[55, 56, 57] não revelaram qualquer diferença na incidência de infeção num estudo realizado por Edlich e colegas (1973). Eles argumentaram que os nós tendiam a exagerar as diferenças físicas entre o material trançado e o não trançado.

Embora determinados materiais monofilamentares, como o nylon ou o propileno, proporcionem uma boa proteção contra a infeção, em parte devido à sua aceitabilidade pelos tecidos (Edlich et al, 1973; Varma et al, 1974), devem ser considerados outros factores quando se trata de uma ferida já infetada. Estudos demonstraram que o intestino simples é superior ao intestino crómico em feridas infectadas, apesar de haver uma maior tolerância dos tecidos à sutura de intestino crómico (Edlich et al, 1973)[57] . A explicação proposta para este fenómeno é que a sutura de intestino simples desaparece mais rapidamente do que a sutura de intestino crómico e, uma vez livre do material estranho, as defesas do corpo podem concentrar-se na infeção. Edlich et al (1973)[57] também descobriram que a taxa de infeção era muito mais elevada na presença de contaminação, mesmo com o material de sutura menos reativo aos tecidos, em comparação com a mesma situação sem sutura. Por conseguinte, as suturas não devem, em geral, ser utilizadas na presença de uma infeção e devem ser removidas se a infeção se tornar evidente.[58]

Foi também estudado o efeito de suturas monofilamentares reabsorvíveis (Monocryl) e não reabsorvíveis (Deknalon). As suturas não reabsorvíveis apresentaram mais 15% de estirpes aeróbias e anaeróbias. No que diz respeito aos agentes patogénicos periodontais, foram encontrados mais 25% de agentes patogénicos nas suturas não reabsorvíveis. [16, 59, 60]

Todas as suturas que atravessam a membrana mucosa ou a pele constituem um "pavio" através do qual as bactérias podem aceder aos tecidos subjacentes

(Postlethwait et al, 1959; Lilly et al, 1968). Devido a este facto e ao crescimento descendente do tecido epitelial, as suturas devem ser removidas o mais cedo possível, de forma a permitir uma cicatrização adequada. Geralmente, as suturas devem ser removidas após 3 a 5 dias na pele da cabeça e do pescoço, 5 a 7 dias intra-oralmente, 5 a 10 dias noutros locais, e mais tempo nas áreas sujeitas a uma tensão considerável, como as articulações ou a crista ilíaca, ou em áreas de cicatrização mais lenta, como as palmas das mãos ou as plantas dos pés.

O tecido recentemente incisado e suturado tem apenas 25% da resistência à tração original do tecido antes da incisão (Botsford, 1941). A resistência do tecido da ferida aos 10 dias pode ser apenas 10% da resistência original. São necessárias cerca de 3 semanas de cicatrização para que a ferida se fortaleça até 25% da resistência à tração original. Por conseguinte, as feridas cutâneas devem ser suportadas com fita esterilizada após a remoção da sutura. Note-se que Capendale e Sereda (1965) registaram uma incidência de 16,7% de infeção em feridas cutâneas fechadas com sutura e nenhuma infeção em feridas fechadas com fita adesiva.[61]

Foi sugerida a utilização de uma solução tópica de clorexidina a 2% e de antibióticos sistémicos de largo espetro para reduzir a formação de biofilme e a inflamação ao longo das linhas de sutura.[62, 63]

A histoquímica enzimática provou que todas as alterações celulares são acompanhadas pela presença de uma variedade de padrões enzimáticos. O estudo da resposta biológica às suturas ajuda na seleção da sutura para um procedimento cirúrgico; ajuda também a melhorar os materiais de sutura. Os métodos de estudo são:

1. Implantação em animais de laboratório[12, 64].

2. Avaliação histológica dos locais de implante de sutura.

3. Retenção da força de tração da sutura no tecido: É necessária uma resistência à tração adequada da sutura[30, 64] em cirurgia; no entanto, uma sutura não precisa, normalmente, de ser mais forte do que os tecidos que são suturados. Foram desenvolvidos sistemas de modelos animais para avaliar a retenção da resistência à tração in vivo, tanto para os não absorvíveis como para os absorvíveis.

4. Resistência e absorção da sutura.

5. Estudos histoquímicos enzimáticos: Os mecanismos de absorção da sutura cirúrgica intestinal e da sutura sintética absorvível ,[6566] diferem significativamente. A absorção da sutura cirúrgica intestinal é mediada por proteases celulares e teciduais, enquanto as suturas sintéticas absorvíveis são absorvidas por hidrólise lenta na presença de fluidos teciduais.

6. Estudos em câmara de orelha de coelho: A implantação de sutura absorvível na orelha do coelho pode fornecer dados valiosos sobre as características de absorção in vivo.[67]

CICATRIZAÇÃO DE FERIDAS APÓS A COLOCAÇÃO DE SUTURAS

A cicatrização é a resposta do corpo a uma lesão, numa tentativa de restaurar a estrutura e a função normais. Isto pode ser conseguido de uma das seguintes formas[68, 69] :

1. Cura por primeira intenção (união primária)

2. Cura por segunda intenção (união secundária).

A cicatrização de feridas cirúrgicas após a colocação de suturas pertence à primeira categoria.

Cura por primeira intenção

União primária $0^{27,5, 73}$ é definida como a cicatrização de uma ferida que apresenta as seguintes características:

1. Limpo e não infetado.

2. Incisão cirúrgica

3. Sem grande perda de células e tecidos

4. Os bordos da ferida são aproximados por suturas cirúrgicas.

A sequência dos acontecimentos na união primária é descrita a seguir:

1. Hemorragia inicial: Imediatamente após a lesão, o espaço entre as superfícies aproximadas da ferida incisa enche-se de sangue, que depois coagula e sela a ferida contra a desidratação e a desinfeção.

2. Resposta inflamatória aguda: Ocorre em 24 horas com o aparecimento de polimorfos nas margens da incisão. Ao terceiro dia, os polimorfos são substituídos por macrófagos. [70]

3. Alterações epiteliais: As células basais da camada epitelial de ambas as margens do corte começam a proliferar e a migrar para o espaço incisional sob a forma de esporões epiteliais. Uma ferida bem aproximada é coberta por uma camada de epitélio em 48 horas. As células basais das margens continuam a dividir-se. Ao fim de 5 dias[th] , forma-se um epitélio com várias camadas.

4. Organização: Ao fim de 3rd dias, os fibroblastos também invadem a área da ferida. Ao fim de 5th dias, começam a formar-se novas fibrilhas de colagénio que dominam até a cicatrização estar concluída. Em 4 semanas, forma-se um tecido com poucos elementos celulares e vasculares, poucas células inflamatórias e uma superfície epitelizada.

[70, 71, 72, 73]

5. Traços de sutura: Cada traço de sutura é uma ferida separada e provoca os mesmos fenómenos que na cicatrização da ferida primária, ou seja, o preenchimento do espaço com hemorragia, alguma reação celular inflamatória, proliferação de células epiteliais ao longo do traço de sutura a partir de ambas as margens, proliferação fibroblástica e formação de colagénio jovem. [th] Quando as suturas são removidas por volta do 7.º dia, grande parte do trajeto de sutura epitelizado é avulsionado e o tecido epitelial remanescente no trajeto é absorvido. No entanto, por vezes, o traço de sutura é infetado (abcesso dos pontos) ou as células epiteliais persistem no traço (implantação ou quistos epidérmicos). [40, 74]

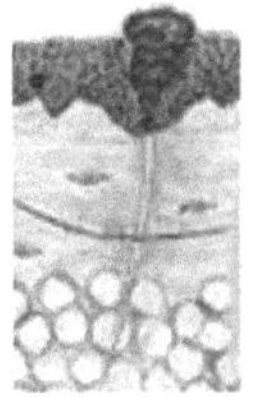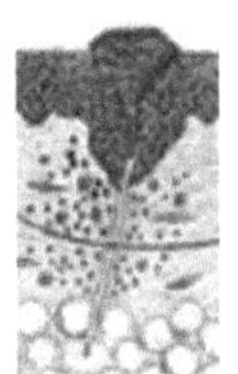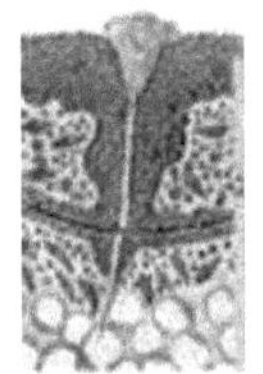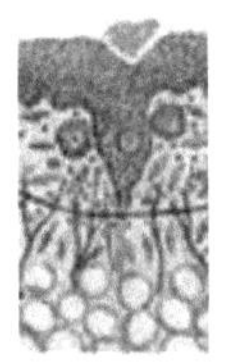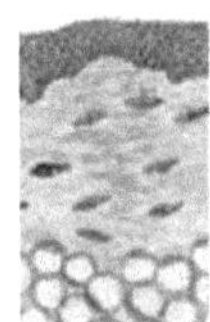

<u>REMOÇÃO DE SUTURAS</u>

As suturas devem ser removidas da forma mais atraumática e limpa possível. A Ethicon (1985) recomenda o seguinte princípio para a remoção de suturas:

1. A área deve ser esfregada com peróxido de hidrogénio para remoção de detritos necróticos incrustados, sangue e soro à volta das suturas. [25, 30, 75]

2. Deve utilizar uma tesoura de sutura afiada para cortar os laços de suturas individuais ou contínuas sobre os dentes. [76, 77, 78]

Um lado da alça deve ser transeccionado o mais próximo possível da superfície epitelial. Desta forma, uma porção mínima da sutura que foi exposta ao ambiente exterior e que ficou carregada de detritos e bactérias será arrastada através do tecido. [2730, 77]

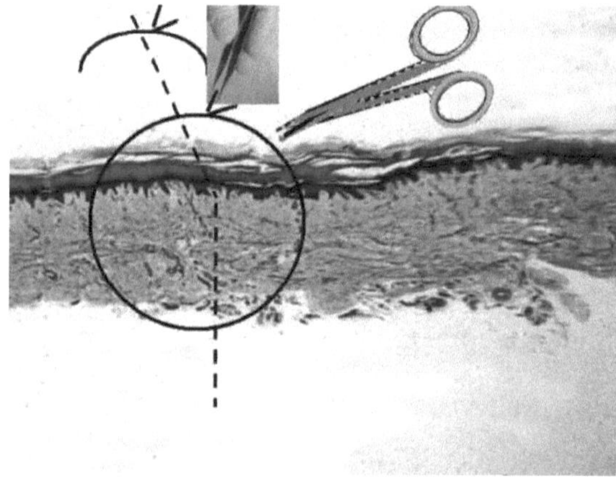

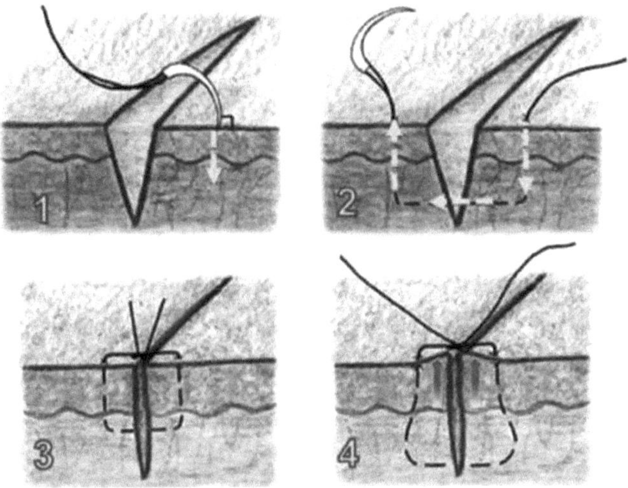

É muitas vezes útil utilizar um explorador número 23 para ajudar a levantar as suturas, se estas estiverem dentro do sulco ou em contacto direto com o tecido. Isto evitará danos nos tecidos e dores desnecessárias.

3.   Utilize um alicate de algodão para remover as suturas. Deve anotar a localização dos nós para que estes possam ser removidos primeiro. Desta forma, evita-se que fiquem presos desnecessariamente sob o retalho.[77]

As suturas devem ser removidas dentro de 7 a 10 dias para evitar a epitelização ou a formação de mechas à volta da sutura.[78]

A bacteriémia após a remoção de suturas intra-orais foi estudada, tendo sido encontrada uma taxa de incidência de 5%, o que sugere que a remoção de suturas intra-orais não é um procedimento benigno para pessoas consideradas doentes cardíacos de alto risco. É preferível remover as suturas nestes indivíduos sob a cobertura de antibióticos profilácticos.[78]

AVANÇOS NAS TÉCNICAS DE SUTURA

Quando uma cirurgia periodontal correctiva é indicada para ajudar a fabricar uma prótese ou restauração definitiva, é necessário resolver algumas dificuldades encontradas na gestão do retalho, no encerramento da ferida e na preservação dos tecidos queratinizados. De forma a lidar com estas complexidades, é proposta uma técnica de sutura modificada, a técnica de tunelização alveolar, para facilitar a manipulação do retalho.

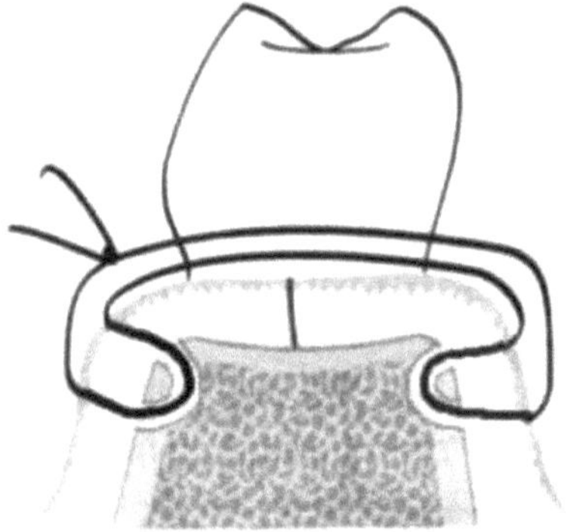

O túnel alveolar pode ser criado com a broca redonda n.º 520 na zona vestibular ou lingual, a uma distância segura do dente proximal

ALTERNATIVAS À SUTURA

Grampos

O agrafamento cirúrgico foi desenvolvido em 1908 por Humer Hultl na Áustria. O instrumento original era enorme para os padrões actuais, pesando 7,5 libras[79] ' As modificações efectuadas por Von Petz proporcionaram um dispositivo de agrafagem mais leve e mais simples e, em 1934, Friedrich de Ulm concebeu um instrumento que se assemelhava ao moderno agrafador linear[79]. A modificação recente mais significativa foi a introdução de agrafos absorvíveis (Lactomer). Os dispositivos de agrafagem aplicam normalmente duas filas de agrafos, deslocadas uma em relação à outra para produzir uma anastomose sólida. Muitos deles dividem o intestino ou o tecido ao qual foram agrafados.[80]

Os agrafos são particularmente vantajosos para grandes excisões tronculares e das extremidades, reduções do couro cabeludo e para fixar enxertos de espessura parcial. Existem várias vantagens na utilização de agrafos cirúrgicos nas circunstâncias correctas. A principal vantagem dos agrafos é o facto de permitirem um fecho rápido da ferida. Uma ferida longa pode ser agrafada em 25% a 50% menos tempo do que se for suturada. Os agrafos podem também reduzir o trauma tecidular se forem corretamente colocados[80].

O agrafo deve ser colocado de forma a ficar alto. Esta colocação correcta impede o estrangulamento do tecido à medida que o inchaço ocorre e evita a formação de manchas cruzadas. Embora os resultados dos estudos sejam diferentes, alguns relatórios demonstraram que, em feridas potencialmente contaminadas, os agrafos podem diminuir a probabilidade de infeçao em comparação com as suturas. Os agrafos são muito fortes e são muito úteis para fechar feridas sob tensão significativa. Os agrafos também proporcionam uma excelente eversão da ferida e são relativamente indolores de remover. Os agrafos podem ser deixados na ferida durante semanas com pouca reação dos tecidos, uma vez que são feitos de aço inerte. No entanto, os agrafos não são ideais para todos os fechos de feridas. Embora na maioria das feridas proporcionem uma cosmese adequada, podem ser menos apropriados para fechos cosméticos finos na face.

Para remover agrafos, estão disponíveis extractores de agrafos especialmente concebidos para o efeito. A sua forma é semelhante à das tesouras de remoção de suturas, mas têm pontas mais largas.

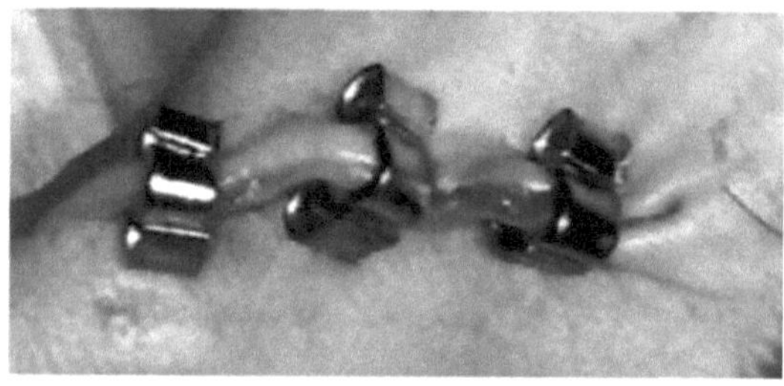

Fitas de pele

Ambroise Pare, o cirurgião militar francês, introduziu a utilização de tiras cosidas de adesivos de linho para fechar feridas de sabre. As fitas cutâneas modernas são fabricadas de modo a serem relativamente não oclusivas, mas com excelentes características adesivas [81]. As fitas cirúrgicas microporosas com um suporte de fibras de rayon viscosas revestidas com um copolímero adesivo são impermeáveis ao sangue e a material purulento. A aplicação das fitas adesivas cutâneas minimiza a oportunidade de deiscência da ferida e permite uma remoção mais rápida da sutura ou dos agrafos. Para além disso, as fitas adesivas podem ser reaplicadas à ferida durante longos períodos de tempo para proporcionar um suporte contínuo aos bordos da ferida e podem desencorajar a expansão da cicatriz[81] . Nas crianças, a seleção de fitas adesivas cutâneas evita a provação da substituição e remoção de suturas. Significativamente, as fitas de pele não evertem eficazmente os bordos da ferida e soltam-se facilmente quando são molhadas por sangue ou soro[82] As feridas fechadas com fitas adesivas têm menos reação inflamatória, uma taxa mais baixa de infeção da ferida, maior resistência à tração e melhores resultados cosméticos do que as feridas suturadas ou agrafadas. As marcas de perfuração com agulha e os canais de sutura são eliminados. O estrangulamento e a necrose dos tecidos são evitados devido ao manuseamento suave dos tecidos. Evitam-se os granulomas de corpos estranhos e a celulite. A fita de papel esterilizada é uma alternativa económica e conveniente para fechar feridas.[82]

Miller disse o seguinte sobre o enxerto gengival sem sutura:

1. A sutura de um enxerto gengival é a etapa mais demorada do procedimento de enxertia, especialmente em regiões de difícil acesso.

2. Em vez de suturar, deve colocar uma fita adesiva na gengiva presa em ambos os lados do enxerto. O sucesso do procedimento depende da hemostase completa, uma vez que qualquer humidade impede a fita de aderir à gengiva[83] .

3. As vantagens da utilização da fita adesiva são

    O enxerto fica plano no local recetor e é mantido sob ligeira pressão pela fita

    Existe um coágulo sanguíneo mínimo entre o enxerto e o local recetor

    O efeito de "mecha" das suturas é eliminado

O tempo de permanência na cadeira é muito reduzido

O desconforto do doente é menor[22]

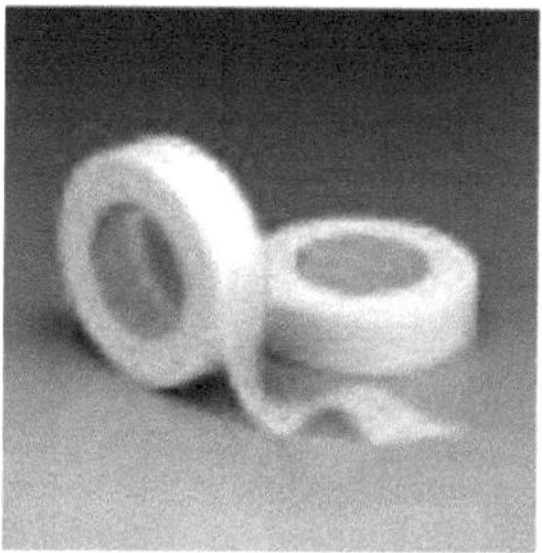

Clipes

Os clips de pele produzem uma cicatriz muito nítida com uma boa eversão da ferida e um efeito de hachura cruzada mínimo. Podem ser colocados mais rapidamente do que a inserção de suturas e têm uma menor predisposição para a infeção, uma vez que não penetram totalmente na ferida e não produzem um trajeto completo de um bordo da ferida para o outro. No entanto, podem ser desconfortáveis para o doente e requerem um instrumento especial para serem removidos.

Além disso, são um método de encerramento de feridas mais dispendioso do que as técnicas de sutura simples.[9,84]

Adesivo de tecido

. Quando aplicado numa ferida, este material polimeriza rapidamente, formando uma ligação firme e adesiva. A ferida deve estar limpa, seca e pode ser aproximada sem tensão. Os bordos da ferida devem ser aproximados com precisão antes de aplicar o adesivo, uma vez que a polimerização é muito rápida e podem ocorrer erros:

1. <u>Cola de fibrina autóloga</u>: A cola de fibrina autóloga é um adesivo biológico constituído por fibrinogénio, fator XIII, fibronectina, trombina, aprotinina e cloreto de cálcio. A cola de fibrina actua como um adesivo emulando a fase exsudativa da cicatrização de feridas. A preparação da cola é fácil e pode ser efectuada na manhã da operação com aproximadamente 200 ml de sangue autólogo. A utilização de cola de fibrina com uma concentração de fibrinogénio de quase 39gm por litro, uma concentração de trombina de 200 -600 unidades por ml e sem adição de fator XIII, resultou num aumento significativo dos valores de tensão, absorção de energia e elasticidade. A cola de fibrina autóloga é preparada a partir de plasma humano de um único dador, eliminando o perigo de pools de múltiplos dadores. As colas de tecido podem utilizar a atividade dos factores de crescimento para melhorar a cicatrização em feridas comprometidas.[85,86,87]

2. <u>Adesivo de selagem de fibrina</u>: Os selantes de fibrina são os adesivos de tecidos mais bem sucedidos até à data. O adesivo de selagem de fibrina é um sistema de dois componentes (Tissucol) derivado do sangue total. Quando misturados, os elementos reproduzem a via final da coagulação sanguínea para formar um adesivo viscoso que mantém a aproximação dos tecidos.

A cola de fibrina é o "Sistema de Selagem de Fibrina e Fibronectina (FFSS)". Está disponível como sistema de dois componentes: o primeiro componente contém fibrinogénio altamente concentrado, fator XIII, fibronectina e vestígios de outras proteínas plasmáticas. O segundo componente contém trombina, cloreto de cálcio e agentes antifibrinolíticos, como a aprotinina. A mistura dos dois componentes promove a coagulação com a formação e a reticulação da fibrina.[86,87]

A cola de fibrina está disponível comercialmente sob a forma de Tisseel VH (Baxter, E.U.A.) e Tissucol (Termo trattato, Viena).

Aplicações da cola de fibrina em medicina dentária

1. O sistema de selagem com fibrina é eficaz como meio de fixação dos tecidos após a cirurgia periodontal, uma vez que a cola de fibrina é mais fácil e rápida de utilizar do que as suturas. As suturas causam inflamação à sua volta, enquanto a cola de fibrina melhora a cicatrização precoce da ferida. Em cirurgias plásticas periodontais de áreas esteticamente importantes, dá melhores resultados do que as suturas.

2. Os ensaios clínicos de boca dividida efectuados para ver o efeito do tratamento da recessão gengival vestibular profunda e larga com o procedimento de regeneração de tecidos guiada após o condicionamento da raiz com tetraciclina HCI e FFSS apresentam bons resultados.

3. Estudos recentes em animais mostraram que o FFSS tem potencial osteocondutor e produziu significativamente mais osso novo e tecido conjuntivo novo quando utilizado com material de enxerto ósseo como o β-fosfato tricálcico

Aplicações no domínio da medicina

1. O selante de fibrina é indicado para utilização como adjuvante da hemostase em cirurgias que envolvam circulação extracorporal e tratamento de lesões esplénicas devidas a traumatismos contundentes ou penetrantes no abdómen.

2. O selante de fibrina demonstrou ser um adjuvante no encerramento de colostomias.

3. O selante de fibrina é um agente hemostático satisfatório em pacientes totalmente

heparinizados submetidos à circulação extracorpórea.

Método de preparação e aplicação

Atualmente, o kit de selante de fibrina contém quatro frascos separados: (1) concentrado proteico selante (humano) aquecido a vapor, liofilizado; (2) solução inibidora da fibrinólise (bovina); (3) trombina (humana) aquecida a vapor, liofilizada; e (4) solução de cloreto de cálcio.[88,89,90]

O concentrado de proteína selante liofilizado e a trombina são reconstituídos em solução de inibidor de fibrinólise e solução de cloreto de cálcio, respetivamente, utilizando o dispositivo de aquecimento e agitação fibrinotherm, uma incubadora normal ou um banho de água.

As soluções são então combinadas utilizando duploject e aplicadas em média 0,1 ml por dente em cada lado (0,2 ml em casos de procedimento de retalho em ambos os lados vestibular e lingual) [91,92,93]

Precauções e limitações

1. O selante de fibrina não pode ser utilizado em indivíduos que se sabe serem hipersensíveis à proteína bovina.
2. O selante de fibrina não pode ser indicado para o tratamento de hemorragias arteriais ou venosas maciças e rápidas.
3. Para evitar o risco de reação anafilática alérgica e/ou eventos tromboembólicos, que podem ser fatais, o selante de fibrina não deve ser aplicado intravascularmente ou nos tecidos.[94,95,96]

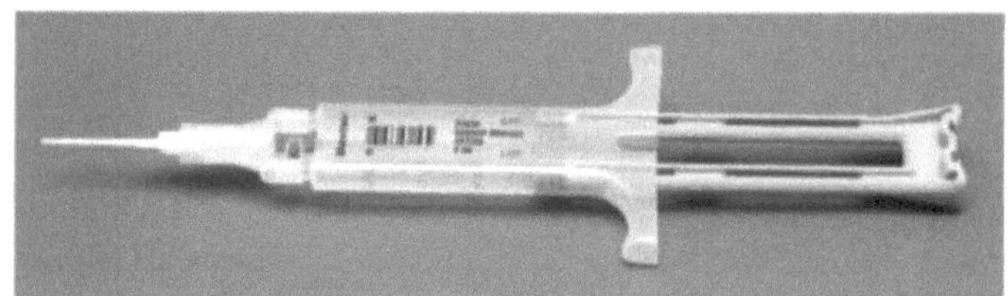

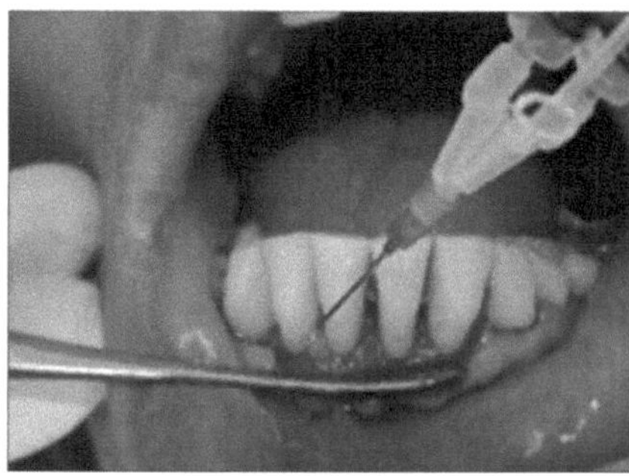

(courtesy Jathal B et al 2008)

<u>Cianoacrilato:</u> Numerosos relatórios experimentais e clínicos encorajadores defendem a utilização de adesivos tecidulares de cianoacrilato para a reparação de órgãos ou como agentes hemostáticos em situações de emergência. Contudo, quando o cianoacrilato é aplicado no encerramento da pele, o polímero actua como uma barreira, impede a aposição da ferida, atrasa a cicatrização e aumenta a taxa de infeção.[97]

As propriedades adesivas dos alquil-2-cianoacrilatos foram descobertas em 1959. Os alquil-2-cianoacrilatos polimerizam-se por efeito de radicais livres ou grupos aniónicos, quando se encontram com a pele, mucosa ou endotélio, a polimerização completa-se em poucos segundos. Uma vez que os alquil-2-cianoacrilatos se encontram na forma líquida, podem penetrar facilmente nas superfícies irregulares dos tecidos e aderir às superfícies durante a polimerização. As primeiras investigações foram realizadas com cianoacrilatos de metilo e de etilo, mas verificou-se que estes compostos produziam reacções tóxicas nos tecidos tratados. Estudos mais recentes centraram-se em

em homólogos superiores não tóxicos, como a forma butílica dos cianoacrilatos 9[8,99] . O N-butil - 2 - cianoacrilato, também conhecido como Histoacryl, tem sido amplamente utilizado como adesivo de tecidos. Tem uma vasta gama de aplicações em cirurgia e tem sido referido que oferece vantagens, tais como hemostase eficaz e imediata, facilidade de aplicação, propriedades bacteriostáticas e rápida adesão a tecidos duros e moles.

Os cianoacrilatos foram testados na reparação de órgãos, vasos, pele, enxertos de mucosa, encerramento de lacerações e incisões, pensos pós-extração em medicina dentária e até na fixação de fracturas mandibulares. O Histoacryl tem uma vasta gama de aplicações também na cirurgia oftalmológica. Estes estudos demonstraram que os cianoacrilatos médicos têm um bom potencial para utilização médica e dentária como adesivos de tecidos e agentes hemostáticos. Foi referido que os cianoacrilatos de butilo e de isobutilo não são cancerígenos nem tóxicos para os organismos vivos, ao contrário dos compostos de cianoacrilato de etilo e de metilo. [98,99,100]

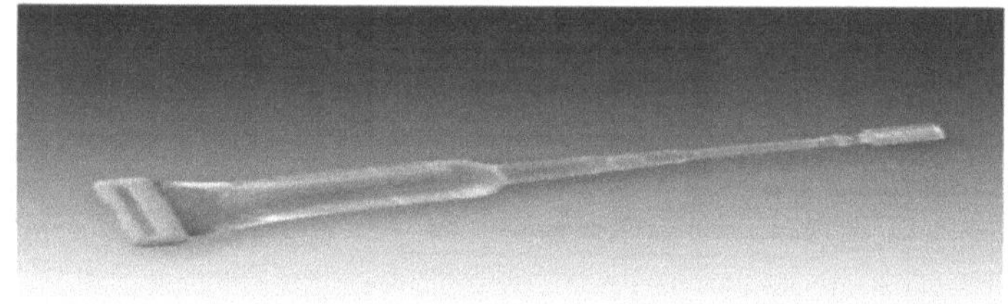

AVANÇOS NO ENCERRAMENTO DE FERIDAS

1. Sutura impregnada com factores de crescimento - Estudos em animais demonstraram efeitos benéficos da libertação lenta de factores de crescimento impregnados em suturas absorvíveis na ferida.

2. Clips anastomóticos - Foram desenvolvidos vários clips de anéis anastomóticos para cirurgia vascular e microcirurgia para substituir os métodos de sutura mais morosos [85].

3. Selante de fibrina mais prático - Os actuais sistemas de selante de fibrina requerem a refrigeração dos ingredientes componentes e a mistura imediatamente antes da utilização, o que os torna impraticáveis para feridas no campo de batalha e procedimentos à cabeceira. Estão em curso trabalhos para tornar os ingredientes estáveis à temperatura ambiente.[23,94,95,96]

CONCLUSÃO

A aproximação cuidadosa dos tecidos é importante, uma vez que ajuda na cicatrização, desde que não haja tensão e haja um bom fornecimento de sangue. O método de aproximação do bordo do tecido varia consoante o local e o tecido em causa, mas, durante séculos, a sutura tem sido o principal meio de aproximação.[9] Um bom conhecimento científico das diferentes suturas e agulhas, e do seu desempenho, ajudará os cirurgiões a obter uma cicatrização óptima das feridas. Uma vez que a tecnologia de sutura tem acompanhado os avanços nas técnicas cirúrgicas, é crucial que os cirurgiões estejam plenamente conscientes dos mesmos.

A seleção do material de sutura, principalmente em procedimentos orais, deve ser feita de forma criteriosa. Este local difere de outros locais do corpo devido à presença constante de saliva, microbiota específica, alta vascularização, além de suas funções relacionadas à fala, mastigação e deglutição. A procura de materiais de sutura mais adequados resultou numa variedade de suturas naturais e sintéticas, absorvíveis e não absorvíveis, disponíveis comercialmente. Estas características influenciam as reacções biológicas à sutura, permitindo uma grande diversidade de aplicações clínicas

O leque de opções disponíveis para o encerramento de feridas é vasto. Assim, é necessário que todos os profissionais se mantenham a par do campo em constante expansão da tecnologia de sutura, de modo a fornecer ao doente a melhor opção possível.

REFERÊNCIAS

1. Dicionário Médico Conciso, Oxford University Press

2. Mackenzie D. A história das suturas. Med Hist 1973; 17: 158-68

3. Ahmad Hai A, Rabindra Shrivatsava B. Livro de texto de cirurgia.

4. Ivanoff CJ, Widmark G. Suturas não reabsorvíveis versus suturas reabsorvíveis na cirurgia de implantes orais: um estudo clínico prospetivo. Clin Implant Dent Relat Res. 2001;3(1):57- 60.

5. Banche G, Roana J, Mandras N, Amasio M, Gallesio C, Allizond V, Angeretti A, Tullio V, Cuffini AM. Aderência microbiana em vários materiais de sutura intra-oral em pacientes submetidos a cirurgia dentária. J Oral Maxillofac Surg. 2007 Aug;65(8): 1503-7.

6. Pons-Vicente O, López-Jiménez L, Sánchez-Garcés MA, Sala-Pérez S, Gay-Escoda C. Um estudo comparativo entre dois materiais de sutura diferentes em implantologia oral. Clin Oral Implants Res. 2011 Mar;22(3):282-8.

7. Javed F, Al-Askar M, Almas K, Romanos GE, Al-Hezaimi K. Reacções dos tecidos a vários materiais de sutura utilizados em intervenções cirúrgicas orais. ISRN Dent. 2012;2012.

8. Maksoud M, Koo S, Barouch K, Karimbux N. Popularidade dos materiais de sutura entre residentes e membros do corpo docente de um programa de pós-doutoramento em periodontologia. J Investig Clin Dent. 2014 Feb;5(1):45-50.

9. Domnick ED. Suture Material and Needle Options in Oral and Periodontal Surgery (Opções de material de sutura e agulha em cirurgia oral e periodontal). Journal of Veterinary Dentistry. 2014;31(3):204-211.

10. Gazivoda D, Pelemis D, Vujaskovic G. Um estudo clínico sobre a influência do material de sutura na cicatrização de feridas orais. Vojnosanit Pregl. 2015 Sep;72(9):765-9.

11. Dennis C, Sethu S, Nayak S, Mohan L, Morsi YY, Manivasagam G. Materiais de sutura - Tendências actuais e emergentes. J Biomed Mater Res A. 2016 Jun;104(6).1544- 59.

12. Selvi F, Cakarer S, Can T, Kirli Topcu SÍ, Palancioglu A, Keskin B, Bilgic B, Yaltirik M, Keskin C. Efeitos de diferentes materiais de sutura na cicatrização de tecidos. J Istanb Univ FacDent. 2016 Jan 12;50(1):35-42.

13. Hassan H Koshak. Materiais e técnicas de sutura dentária; Glob J Otolaryngology Volume 12 Edição 2 - dezembro de 2017

14. Terrence j griffin.basic suture techniques for oral mucosa; clinical advances in periodontics vol 1 issue 3 nov 2011 pages 221-232

15. Devendra Singhal, Deepa D, Bhavna Jha Kukreja, Akanksha Singh , Sandeep Swarnkar, Shivani Jain. SUTURA EM PERIODONTIA: uma revisão; TMU J Dent. Vol. 5 Edição 4. outubro - dezembro

16. Koyuncuoglu CZ, Yaman D, Kasnak G, Demirel K. Preference of Suture Specifications in a Selected Periodontal and Implant Surgeries in Turkey (Preferência de especificações de sutura numa seleção de cirurgias periodontais e de implantes na Turquia). Eur J Dent. 2019 Feb;13(1):108-113.

17. K Gowtham , B Anandh , K Srinivasan , M Umar.Materiais de Sutura em Cirurgias Dentárias: Uma Revisão;Anais da SBV (2020): 10.5005/jp-journals-10085-8122

18. Dr. Balakrishnan , Dr. Vijayebenezer , Dr. Shanmugapriyan , Dr.Wasim Ahmed. Eficácia dos materiais de sutura não absorvíveis no que respeita à cicatrização de lesões intra-orais: AReview Article; European Journal of Molecular & Clinical Medicine ISSN 2515-8260 Volume 07, Número 5, 2020

19. Lubna Layeequal , Joyce Sequira2. Avaliação comparativa do material de sutura de seda e do material de sutura impregnado de betadina na cavidade oral: Um estudo microbiológico; World Journal of Dentistry (2021): 10.5005/jp-journals-10015-1790

20. Faris A, Khalid L, Hashim M, Yaghi S, Magde T, Bouresly W, Hamdoon Z, Uthman AT, Marei H, Al-Rawi N. Características dos materiais de sutura utilizados em cirurgia oral: Systematic Review. Int Dent J. 2022 Jun;72(3):278-287.

21. Rose J, Tuma F. Suturas e Agulhas. [Atualizado em 2022, 1 de setembro]. Em: StatPearls [Internet]. Treasure Island (FL): StatPearls Publishing; 2023 Jan

22. Abullais SS, AlOsman SS, AlQahtani SM, Khan AA, Nahid R, Basheer SA, Jameel AS. Effect of Common Mouthwashes on Mechanical Properties of Suture Materials Used in Dental Surgeries (Efeito dos colutórios comuns nas propriedades mecânicas dos materiais de sutura utilizados em cirurgias dentárias): A Laboratory Experiment. Polymers (Basileia). 2022 Jun 16,

23. Sagana M, Ahmed N, Ganapathy D, Maiti S, Pandurangan KK. Conscientização sobre o uso de material de sutura Vicryl em procedimentos cirúrgicos orais. J Adv Pharm Technol Res. 2022 Dec;13(Suppl 2):S397-S401.

24. Edlich RF, Towler MA, Rodcheaver. Base científica para a seleção de agulhas

cirúrgicas e suportes de agulhas para o encerramento de feridas. Clin Plast Surg 1990; 17 (3): 583 - 602

25. Hermann JB. Resistência à tração e segurança do nó de materiais de sutura cirúrgica. Am Surg 1971; 37 (4): 209- 17

26. Edward Cohen S. Atlas de cirurgia periodontal cosmética e reconstrutiva - 2nd ed.

27. James Toouli, Chris Russell, Peter Devitt, Celia Ingham Clark. Ciências cirúrgicas básicas integradas.

28. George Burkitt H, Clive RG, Quinch, Dennis Gatt. Cirurgia essencial.

29. Filho HN, Matsumoto MA, Batista AC, Lopes LA, Sampaio Goes FC, Consolara A. Estudo comparativo da resposta tecidual aos materiais de sutura Poliglacaprone 25, Poliglactina 910 e Polifluoretileno em ratos. Braz Dent J 2002; 13 (2): 86-91

30. Paterson BS, Cheslyn CS, Biglin J, Dye J, Easmen CS, Dudley HA. Materiais de sutura em feridas contaminadas: Uma comparação detalhada de uma nova sutura com as que estão atualmente em uso. Br J Surg 1987; 74 (8): 734-5

31. Bernard Kieser J. Periodontia: Uma abordagem prática.

32. Louis Rose F, Brian Mealey L, Robert Genco J, Walter Cohen D. Medicina, Cirurgia e Implantes de Periodontia.

33. Newman, Takei, Klokkevold, Carranza. Carranza's Clinical Periodontology -10th ed.

34. Otten JE, Wiedmann - Al - Ahmed M, Jahnke H, Pelz K. Colonização bacteriana em diferentes materiais de sutura - um risco potencial para a cirurgia dentoalveolar intra-oral. JBiomed Mater Res B ApplBiomater 2005; 74 (1): 627-35

35. Laknes KN, Selvig KA, Boe AE, Wikesjo ME. Reacções dos tecidos às suturas na

presença e ausência de terapia anti-infecciosa. JCP 2005; 32 (3); 130-8

36. King RC, Crawford JJ, Small EW. Bacteremia após remoção de sutura intra-oral. Oral Surg Oral Med Oral Pathol 1988; 65 (1): 73-8

37. Beauchamp, Evers, Mattox. Sabiston textbook of Surgery.

38. Miller MA. Enxerto gengival sem sutura: um procedimento simplificado. JCP 1982; 9 (2): 171

39. Steven Greer E, Prosper Benhan, Peter Lorenz, Janes Chang, Marl Hedrik H. Textbook of Plastic Surgery.

40. Russel RCG, Williams NS, Bulstrode CJK. Bailey and Love's short practice of surgery - 23rd ed.

41. James Kyle. Pye's surgical handicraft - 19th ed.

42. Som AL. Princípios e prática da cirurgia moderna - 3rd ed.

43. Kevin e Burnand, Anthony Y oung E. The new Aird's companion in surgical studies - 3rd ed.

44. Berry Kohn. Técnica de sala de operações - 4th ed.

45. David Wray, David Stenhouse, David Lee, Andrew J.E. Clark. Livro de texto de cirurgia geral e oral.

46. Richard Usatine P, Ronald Moy L. Cirurgia da pele: um guia prático.

47. John Louis Retz. Livro de texto de cirurgia dermatológica.

48. June Robinson K, William Hanke C, Roberta Sengelmann D, Daniel Siegel M. Cirurgia da pele, dermatologia processual.

49. Chu,C.C.Propriedades mecânicas dos materiais de sutura: uma caraterização importante. Annals of Surgery 1981, 193, 365-371.

50. Chu,C.C.,&Moncrief, G. An in vitro evaluation of the stability of mechanical properties of surgical suture materials in various pH conditions. Annals of Surgery 1983, 198, 223-228.

51. De la Puerta, B., Parsons, K. J., Draper, E. R. C., Moores, A. L., & Moores, A. P. Comparação in vitro das propriedades mecânicas e de degradação de materiais de sutura absorvíveis equivalentes de dois fabricantes diferentes. Veterinary Surgery, 2011.40, 223227.

52. Javed, F., Al-Askar, M., Almas, K., Romanos, G. E., & Al-Hezaimi, K. Tissue Reactions to Various Suture Materials Used in Oral Surgical Interventions (Reacções dos tecidos a vários materiais de sutura utilizados em intervenções cirúrgicas orais). ISRN Dentistry 2012.

53. Kettle, C. (2010). Materiais de sutura absorvíveis para reparação primária de episiotomia e lacerações de segundo grau. Jornal de Medicina Baseada em Evidências. doi:10.1111/j.1756- 5391.2010.01093.x

54. Kümmerle, J. M. Materiais e padrões de sutura. Em Equine Surgery 2012, pp. 181- 202.

55. Lawrence, T. M., & Davis, T. R. C. Uma análise biomecânica dos materiais de sutura e a sua influência numa reparação do tendão flexor de quatro cordas. Journal of Hand Surgery 2005, 30, 836-841.

56. LeGeros, R. Z. Materiais de fosfato de cálcio em dentisteria de restauração: uma revisão.

Avanços na Investigação Dentária 1988, 2, 164-180.

57. Erle Peacock E, Walton Van Winkle. Cirurgia e biologia da reparação de feridas.

58. Maksoud, M., Koo, S., Barouch, K., & Karimbux, N. Popularidade dos materiais

de sutura entre residentes e membros do corpo docente de um programa de pós-doutoramento em periodontologia. Journal of Investigative and Clinical Dentistry 2013, 1-6.

59. Keen G. Cirurgia operatória e tratamento.

60. Lawrence Way W. Current surgical diagnosis and treatment - 10th ed.

61. Marturello, D. M., Mcfadden, M. S., Bennett, R. A., Ragetly, G. R., & Horn, G. Segurança do nó e resistência à tração dos materiais de sutura. Cirurgia Veterinária 2014; 43, 7379.

62. McCabe, J. F., Yan, Z., Al Naimi, O. T., Mahmoud, G., & Rolland, S. L. Materiais inteligentes em medicina dentária. Australian DentalJournal 2011, 56, 3-10.

63. McFadden, M. S. Materiais de sutura e seleção de sutura para uso em procedimentos cirúrgicos de animais de estimação exóticos. Jornal de Medicina de Animais de Estimação Exóticos 2011 24,2:1

64. Sherell Aston J, Robert Beasly W, Charles Thorne HM. Grabb and Smith's Plastic surgery - 5th ed.

65. John Marquis Converse. Cirurgia plástica reconstrutiva

66. McFadden, M. S., Bennett, R. A., Kinsel, M. J., & Mitchell, M. A. Avaliação das reacções histológicas a materiais de sutura comummente utilizados na pele e na musculatura de pitões-bolas (Python regius). American Journal of Veterinary Research 2011; 72, 1397-1406.

67. Meyer, R. D., & Antonini, C. J. Uma revisão dos materiais de sutura, Parte II. Compendium (Newtown, Pa.) 1989; 10, 360-362.

68. Mulon, P. Y., Zhim, F., Yahia, L., & Desrochers, A. The Effect of Six Knotting

Methods on the Biomechanical Properties of Three Large Diameter Absorbable Suture Materials. Veterinary Surgery 2010; 39, 561-565.

69. Najibi, S., Banglmeier, R., Matta, J., & Tannast, M. Material properties of common suture materials in orthopaedic surgery. The Iowa Orthopaedic Journal, 2010 30, 8488.

70. Thomas Irvin T. Wound healing: principles and practice (Cicatrização de feridas: princípios e prática).

71. Pons-Vicente, O., López-Jiménez, L., Sánchez-Garcés, M. A., Sala-Pérez, S., & Gay-Escoda, C. Um estudo comparativo entre dois materiais de sutura diferentes em implantologia oral. Clinical Oral Implants Research 2011, 22, 282-288.

72. Schwartz, R. S., & Fransman, R. Odontologia adesiva e endodontia: materiais, estratégias clínicas e procedimentos para restauração de cavidades de acesso: uma revisão. Texas Dental Journal 2011; 128, 547-570.

73. Shriram Bhat. Manual de cirurgia do SRB.

74. Selvig, K. A., Biagiotti, G. R., Leknes, K. N., & Wikesjo, U. M. Reacções dos tecidos orais aos materiais de sutura. The International Journal of Periodontics & Restorative Dentistry 1998, 18, 474-487.

75. Song, E. K., Mann, F. A., & Wagner-Mann, C. C. Comparação de diferentes materiais de tubos e utilização da armadilha de dedo chinês ou da técnica de sutura de quatro fricções para fixar tubos de gastrostomia, jejunostomia e toracostomia em cães. Veterinary Surgery 2008, 37, 212-221

76. Rintoul RF. Farquharson's textbook of operative surgery- 8th ed.

77. John Armes. Gius Fundamentos de cirurgia geral - 2nd ed.

78. Swanson, N. A., & Tromovitch, T. A. Suture materials, properties, uses, and abuses. International Journal of Dermatology 1982, 21, 373-378.

79. Von Fraunhofer, J. A., Storey, R. J., & Masterson, B. J. Propriedades de tração dos materiais de sutura. Biomaterials . 1988, 9, 324-327.

80. Barber, F. A., Herbert, M. A., Beavis, R. C., & Barrera Oro, F. Suture Anchor Materials, Eyelets, and Designs: Atualização 2008. Arthroscopy - Journal of Arthroscopic and Related Surgery 2008, 24, 859-867.

81. Johnson JD, Ito T. Atlas colorido de cirurgia periodontal.

82. Kruger. Livro de texto de cirurgia oral e maxilofacial.

83. Borges, A. F. S., Dias Pereira, L. A. V., Thomé, G., Melo, A. C. M., & de Mattias Sartori, I. A. Remoção de próteses para remoção de sutura após carga imediata: Sucesso dos implantes. Clinical Implant Dentistry and Related Research 2010, 12, 244-248.

84. Chung, E., McPherson, N., & Grant, A. Resistência à tração de materiais de sutura absorvíveis: Análise In Vitro dos Efeitos do pH e das Bactérias. Journal of Surgical Education 2009, 66, 208-211.

85. Earthman, J. C., Li, Y., VanSchoiack, L. R., Sheets, C. G., & Wu, J. C. Materiais reconstrutivos e engenharia de tecido ósseo em implantologia. Dental Clinics of North America 2006

86. Fujihara, K., Teo, K., Gopal, R., Loh, P. L., Ganesh, V. K., Ramakrishna, S., Chew, C. L. Materiais compósitos fibrosos em medicina dentária e ortopedia: Revisão e aplicações. Ciência e Tecnologia dos Compósitos 2004, 64, 775-788.

87. Greenberg, J. A., & Clark, R. M. Advances in suture material for obstetric and

cirurgia ginecológica. Revisões em Obstetrícia e Ginecologia 2009, 2, 146-158.

88. Peterson, Ellis, Hupp, Tucker. Cirurgia oral e maxilofacial.

89. Thomas Hunt K, Engelbert Dunphy J. Fundamentals of wound management (Fundamentos do tratamento de feridas).

90. Greenwald, D., Shumway, S., Albear, P., & Gottlieb, L. Comparação mecânica de 10 materiais de sutura antes e depois da incubação in vivo. The Journal of Surgical Research 1994, 56, 372-377.

91. Hsiao, W. C., Young, K. C., Wang, S. T., & Lin, P. W. Hérnia incisional após laparotomia: Comparação prospetiva e aleatória entre materiais de sutura absorvíveis precocemente e absorvíveis tardiamente. World Journal of Surgery 2000, 24, 747-752.

92. Kim, J., Shin, S., Herr, Y., Park, J., Kwon, Y., & Chung, J. Reações teciduais a materiais de sutura na mucosa oral de cães beagle. J Periodontal Implant Sci, 2011, 41, 185-191.

93. Jan Lindhe. Periodontologia Clínica e Implantologia - 4th ed

94. Lober, C. W., & Fenske, N. A. Suture materials for closing the skin and subcutaneous tissues. Cirurgia Plástica Estética 1986, 10, 245-248.

95. Masini, B. D., Stinner, D. J., Waterman, S. M., & Wenke, J. C. Bacterial adherence to suture materials. Journal of Surgical Education 2011, 68, 101-104.

96. Masini, B. D., Stinner, D. J., Waterman, S. M., & Wenke, J. C. Bacterial adherence to suture materials. J Surg Educ, 2011, 68, 101-104.

97. Misch, C. E., & Dietsh, F. Materiais de enxerto ósseo em implantologia. Implantologia 1993, 2, 158-167.

98. Molea, G., Schonauer, F., Bifulco, G., & D'Angelo, D. Estudo comparativo da biocompatibilidade e dos tempos de absorção de três materiais de sutura monofilamentares absorvíveis (Polidioxanona, Poliglecaprone 25, Glycomer 631). British Journal of Plastic Surgery 2000, 53, 137-141.

99. Moy, R. L., Lee, A., & Zalka, A. Materiais de sutura comummente utilizados em cirurgia cutânea. American Family Physician 1999.

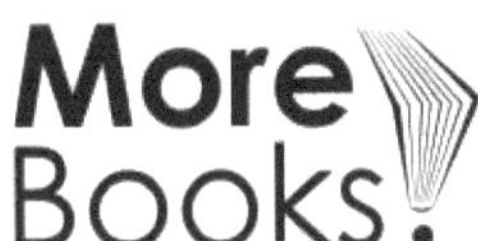

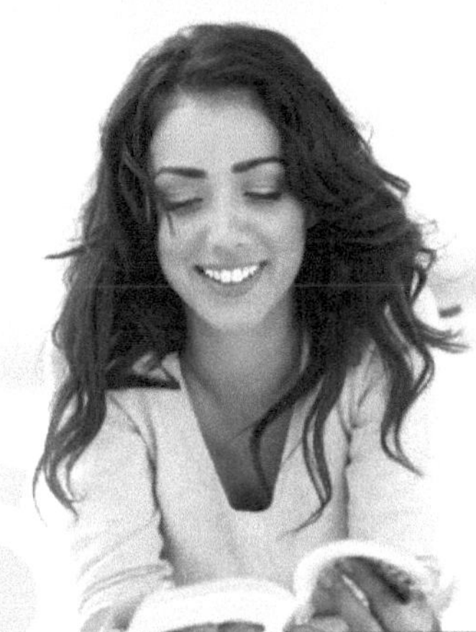

I want morebooks!

Buy your books fast and straightforward online - at one of world's fastest growing online book stores! Environmentally sound due to Print-on-Demand technologies.

Buy your books online at
www.morebooks.shop

Compre os seus livros mais rápido e diretamente na internet, em uma das livrarias on-line com o maior crescimento no mundo! Produção que protege o meio ambiente através das tecnologias de impressão sob demanda.

Compre os seus livros on-line em
www.morebooks.shop

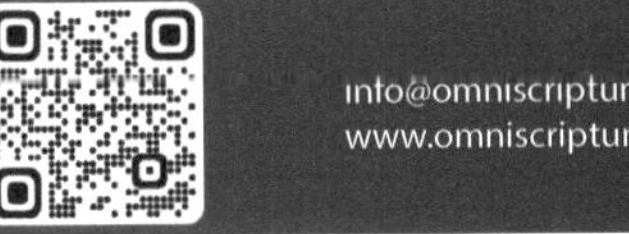

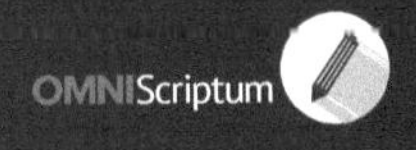

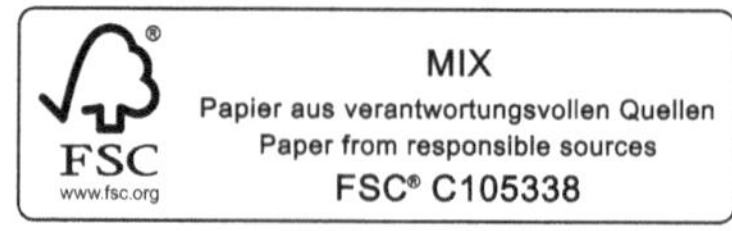

Printed by Books on Demand GmbH, Norderstedt / Germany